献给全家人的
健康小金方

国华 著

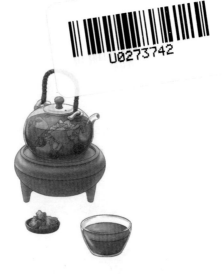

全国百佳图书出版单位
中国中医药出版社
·北京·

图书在版编目（CIP）数据

献给全家人的健康小金方 / 国华著 . —北京：中
国中医药出版社，2021.4（2022.1 重印）
ISBN 978 – 7 – 5132 – 6504 – 1

Ⅰ . ①献…　Ⅱ . ①国…　Ⅲ . ①养生（中医）—通俗读物
Ⅳ . ① R212–49

中国版本图书馆 CIP 数据核字（2020）第 214378 号

中国中医药出版社出版

北京经济技术开发区科创十三街 31 号院二区 8 号楼
邮政编码　100176
传真　010–64405721
河北品睿印刷有限公司印刷
各地新华书店经销

开本 880×1230　1/32　印张 8.25　字数 203 千字
2021 年 4 月第 1 版　2022 年 1 月第 2 次印刷
书号　ISBN 978 – 7 – 5132 – 6504 – 1

定价　59.80 元
网址　www.cptcm.com

服 务 热 线　**010–64405510**
购 书 热 线　**010–89535836**
维 权 打 假　**010–64405753**

微信服务号　**zgzyycbs**
微商城网址　**https://kdt.im/LIdUGr**
官 方 微 博　**http://e.weibo.com/cptcm**
天猫旗舰店网址　**https://zgzyycbs.tmall.com**

如有印装质量问题请与本社出版部联系（010–64405510）

前言：到底是什么"偷"走了我的健康

一、你不是在养生，而是在"养病"

如果我告诉你，人的正常寿命应该是 120 岁，2019 年中国人平均寿命 77.3 岁，你还会觉得健康活到 100 岁是遥不可及的梦吗？

但是生活水平提高了，全民开始养生了，医疗技术发达了，网民都是"半个医生"了，很多朋友却感慨，健康渐行渐远，疾病挥之不去，到底是为什么呢？

在门诊上，很多医生都会遇到这样的患者，讲起自己的病来头头是道，吃什么药，用什么偏方，怎么食疗说得清清楚楚，一般我都会委婉地建议他把治病的任务交给专业的医生，把精力用在学习如何不生病上。

因为我发现，很多人不是在养生，可能在"养病"。

我有一位朋友，是个老总，年龄不大，体型比较富态，因为应酬多，工作压力大，总觉得疲乏无力、精力不济，红参、西洋参、鹿茸、虫草等补品吃了个遍依然效果不明显，向我求助。我询问了症状，再看他舌苔白腻有齿痕，明白了这是脾虚湿盛导致的真实假虚。每天应酬时大鱼大肉，再加上各种补品，对脾胃造成了极大的负担，脾虚导致虚胖、体内代谢垃圾堆积，气血津液运行不畅，继而出现一系列症状。经健脾祛湿治疗了一段时间，他的亚健康状态明显好转，连体重也随之减轻了。

湿气、瘀血就好像家里进了贼，你不开门赶出去，还好吃好喝地伺候着，这不是"闭门留寇"吗？所以，不是所有表现出来的虚都是真的虚，补品也不是人人适宜的，不要随便送长辈、老人补品，曾经风靡的"清热解毒消炎"的蒲公英茶，别名"活血化瘀中药阿司匹林"的三七粉，保温杯里泡枸杞，都不是人人适宜。

他人之蜜糖，可能是我之砒霜。

养生切莫变养病啊！

二、到底是什么"偷"走了我的健康

1. 自己的行为"偷"走了健康

静下心来想一想，是不是为了追寻所谓的梦想，为健康埋下了隐患？比如为了官运亨通整天喝酒应酬，为了保持身材坚持节食和高强度运动，为了达到更高的业绩常年奔波劳顿，为了成绩优异长时间伏案苦读……因为有肾，所以拿肾去换手机，因为有健康，想要更灿烂的人生，所以消耗健康。可是健康一旦崩塌，权利、金钱、美貌、成绩还有意义吗？可惜，很多朋友一直抱着侥幸心理，真正认识到这一点时已经无力回天，追悔莫及，疾病只不过是身体在追债而已。

两千多年前的《黄帝内经》就曾经揭示了这个真理。"上古之人，其知道者，法于阴阳，和于术数，食饮有节，起居有常，不妄作劳，故能形与神俱，而尽终其天年，度百岁乃去。今时之人不然也，以酒为浆，以妄为常，醉以入房，以欲竭其精，以耗散其真，不知持满，不时御神，务快其心，逆于生乐，起居无节，故半百而衰也。"

大致意思就是说，古代那些懂得养生之道的人，能够取法于天地阴阳自然变化的道理，饮食有所节制，作息有一定规律，既不过分操劳，又避免过度房事，所以能够形神俱旺，协调统一，活到天赋的自然年龄。现在的人就不这样了，把酒当水浆，滥饮无度，使反常的生活成为习惯，醉酒行房，因恣情纵欲而使阴精竭绝，因满足嗜好而使真气耗散，不知谨慎地保持精气的充满，不善于统驭精神，而专求心志的一时之快，违逆人生乐趣，起居作息毫无规律，所以到半百之年就衰老了。

2. 如何把自己的健康"偷"回来

《黄帝内经》这段话点出了健康的真谛，也道出了天人合一和饮食有节的真理。

天人合一，听着很玄，其实蕴含的是朴素的道理。

天人合一分为两个方面：

第一，人与天地相应。

（1）天之常要循，季节气候、昼夜晨昏、地区方域对人体都有影响，因此要三因制宜，因人、因地、因时而异，有不同的养生食疗方案。到了西北高寒的地方，就得大口吃肉，到了江南水乡，就要饮食清淡。

（2）天之变要避。"虚邪贼风，避之有时"，新型冠状病毒来了，我们要减少外出，戴口罩，自己在家隔离，不去聚会，是避；在大海边和夏天要用防晒霜、遮阳帽、太阳伞，也是避，中国人以白为美，所以这个避得比较好，我们皮肤癌的发生率就是比白种人少；我们的老祖宗在食不果腹、衣不蔽体的时候也明白避的道理，怎么避呢？动作以避寒，阴居以避暑。就是活动起来躲避寒冷，住在阴凉的山洞里躲避暑热。还有一些不幸患面瘫的朋友，请回想下，是不是就是因为一段时间比较疲劳，在沙发上睡着了，开着门窗或空调，结果醒来就面瘫了？你看，这就是没有避好。

（3）有问题要想到"天"。这个"天"可能是生活或工作环境，也可能是某位令你生病的人。这个想不到，神药也难医。所以当不明原因的生病或检查指标不正常时，要去反观你的环境，也许就是工作场所中的一个大型设备仪器所致，离开这个岗位就好了，也许就是家庭不和导致的月经不调或者失眠，改善了就好了。正所谓"有药能医龙虎病，无药可治众生痴"。加个横批，心病还须心药医。

第二，人体自身是一个小整体。这个非常容易被忽略。我们的五脏六腑是和谐统一的整体，有句话叫"见肝之病，知肝传脾，当先实脾"，简单地说，当你生了点气，肝火旺的时候，接下来木克土，脾就要受牵连，出现食欲不振、消化不良等，所以要先想到这一层面，对于肝郁气滞的患者，要想到强健脾胃。

什么是食饮有节呢？

第一要有节制。不暴饮暴食、不偏食挑食是节制。

第二要有节律。要遵循大自然的节律，吃时令物品，一日三餐也要有节律。

第三要有节操。不去吃不该吃的东西比如野味，不去跟风吃东西比如一些风靡一时的保健品或补品。

这些不该踩的坑，在本书中，我带大家一一来填平。

本书一共分为3篇，24节，30个小金方。

第一篇"不生病的智慧"，包括"如何通过吃来提高免疫力""吃出健康生活和美丽人生"。

第二篇"五脏六腑少生病的秘密"，包括"咳嗽打喷嚏别慌""普通感冒与流行性感冒如何鉴别""停不下来的咳嗽怎么解""皮肤干、嘴唇干、鼻子干、咽喉干，各种干燥怎么办""十人九湿，如何吃走湿气""狂长肉和吃不胖，可能都是脾虚惹的祸""耳鸣健忘牙齿松动，可能是肾虚敲响的警报""六味地黄丸是包治肾虚的灵丹妙药吗"等内容，源自《温病条辨》的五汁饮、《外科正宗》的八珍糕、道家养生的"鸣天鼓""叩齿""咽津"等小金方悉数登场。还有足三里、涌泉等穴位保健的小知识穿插其中。

第三篇"全家人的健康我作主"，针对男女老少不同的特点，包括"'肾有点虚'怎么办""预防脂肪肝，中医解酒方""更年期虚烦、潮热、盗汗怎么办""细数那些花花草草'无害有效'减肥茶""孩子感冒反复发烧怎么办""孩子消化不良、不爱吃饭怎么办"等内容，源自《金匮要略》

的甘麦大枣汤、当归生姜羊肉汤，《兰室秘藏》的葛花解醒汤，宋宫清宫的减肥茶，跟你细细道来，最后一起来扒一扒那些靠谱和不靠谱的偏方。

三、我们对疾病的关注太多了，对健康的关注太少了。

如果没有 2003 年的 SARS，没有 2019-nCoV，我们对预防医学的认可，对中医"治未病"的了解可能达不到现在的高度，作为从中医养生专业和公共卫生专业毕业多年，并一直坚持在中医养生食疗领域孜孜不倦研究的我，也受到了前所未有的鼓舞。

所以，什么是健康？体检没有问题就是健康吗？

世界卫生组织（WHO）给出的定义是：健康不仅是躯体没有疾病，还要具备心理健康、社会适应良好和有道德，而不仅仅是没有疾病和虚弱的状态。希望大家能在我的书中收获满满的健康理念以及实用的小知识，达到身、心、灵和谐完美的健康状态。

曾经，名列前茅的成绩可以让我走向几乎任何一个临床热门的专业，比如心脑血管、肿瘤、消化、肾病等，但是《黄帝内经》里"上工不治已病治未病"这句话一直感召着我，坚定地在中医养生和公共卫生的道路上前行。

真正高明的医生是将疾病扼杀在萌芽状态，预防疾病的发生；生病之后防止其传变，痊愈之后防止疾病的复发及治愈后遗症，这就是"上工治未病"的理念。如果"病已成而后药之，乱已成而后治之，譬犹渴而穿井，斗而铸锥，不亦晚乎"。就是说人的疾病已经形成了，才去治疗，国家的祸乱已经形成了，才去治理，就好像觉得口渴了才掘井，马上战斗了才制造兵器，不是晚了吗？

因此，我愿意做大众健康的先行者，您健康的守护者，而不是单纯的疾病的治疗者，虽然我也在临床看病，却不断感叹很多疾病明明可以扼杀在萌芽状态，怎么就发展到这么严重。有些疾病明明可以不用药物，就像唐代孙思邈在《备急千金要方》中提出的"凡欲治疗，先以食疗，既食疗不愈，后乃用药尔"。中草药的智慧源于生活，用得好厨房中的中草药，也是一门学问，何必一开始就求助药房？

　　我是国华，您全家的健康陪伴管家，让我们一起探寻健康的灵方妙招！

国华

2021年3月

目录

第三篇

全家人的健康我做主

第一篇

不生病的智慧

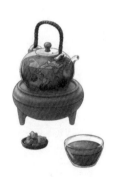

一

正气存内，邪不可干

如何吃高免疫力，提高正气
免疫力低下不等于虚证，切勿随意进补

专业小知识

正气

在日常生活中，我们经常会听到"正气凛然""一身正气""身正不怕影子斜"等，中医的正气与这个"正"都有神圣不可侵犯的意思，但是又有所不同。《黄帝内经》认为，"正气存内，邪不可干"。也就是说，正气充盛，气血津液、脏腑经络等生理功能就正常，人体对外界环境的适应能力、抗病能力和康复能力也高。所以说，正气就好像我们的"金钟罩""铁布衫"，一身正气，百邪不侵。正气与免疫是中西医不同医学体系的两个基本概念，存在内在联系，从免疫的主要功能来看，大致相当于正气的抗病能力。

虚证

虚证指的是由于人体正气不足，脏腑功能衰退所表现的证候。主要表现包括面色不华、精神疲惫、气短音低、自汗盗汗、头晕眼花、心悸失眠、饮食减少，舌质淡胖或瘦瘪，脉虚细无力等。

1. 免疫力下降意味着什么

有句话说："免疫力是世界上最好的医生。"很多人似乎也知道这句话，也在日常生活中做一些自认为可以提高免疫力的事情：

比如工作比较忙和累的时候，妈妈会心疼地炖上一锅鸡汤；

传染病病毒搞得人心惶惶，赶紧把海参、燕窝、雪蛤、人参、西洋参吃起来，补一补提高免疫力；

还有各种琳琅满目的保健品堆满了老人屋子，甚至过期了也不舍得浪费"好东西"，补补总是没错的吧，最起码提高免疫力……

虽然我们是一个特别喜欢进补的民族，但其实对"免疫力"了解并不多，甚至不知道免疫力的真正价值。

不信，我发出灵魂三问，估计没有几个朋友能回答清楚。

第一问，什么是免疫力？什么是虚证？

第二问，免疫力低下等于虚证吗？

第三问，吃补品能提高免疫力吗？

不着急回答，今天我给你交这份答卷。

先来看看什么是免疫力。

免疫力是人体自身的防御机制，是健康的一道防线，是我们识别和消灭外来侵入的异物包括病毒、细菌等，处理突变细胞和病毒感染细胞的能力。

免疫力从哪里来呢？

一种是先天性免疫，人一生下来就有。比如猪瘟在猪群中传播很快，但和人类无缘，因为人天生就不会得这种病。第二种是特异性免疫，又叫获得性免疫或适应性免疫，是经过与特定病原体接触后启动的免疫反应，比如得过风疹、水痘的朋友一般终身不会再得，比如主动地去打预防针获得对某种疾病的免疫等。

我们一直生活在充满各种病原体的世界里，甚至体内也生活着很多病原微生物，为什么能进化生存至今，是因为在优胜劣汰中具备了合格的免疫力，因此不需要注射乙肝疫苗，不需要注射结核疫苗，很多人在少量接触病原之后没有发病却具备了抗体。有的朋友一年到头都身体倍棒，有的朋友却隔三岔五就要打针吃药，后面这种"倒霉"的体质，很可能就是一种免疫力低下的状态！而免疫力低下最直接的后果是增加各种细菌、病毒感染的概率。

2. 免疫力降低，身体会发出五大信号

免疫力好像身体的"防火墙"，一旦有缺口，就会发出信号，在日常生活中，除了感觉疲劳精神差，还有几个很明显的例子。

一是特别容易感冒，尤其是病毒性感冒从来逃不掉。

二是嘴唇不断起疱疹，俗称嘴角起泡或"上火"，其实是免疫系统控制不住单纯疱疹病毒。

三是经常不明原因的口腔溃疡。

四是伤口难以愈合。比如皮肤破了、咬了嘴唇等，愈合的速度变得缓慢，而且容易感染，不小心磕碰的淤青消失得也慢。

五是稍微吃的不合适，比如饭菜凉了、有点不卫生了，就会发生腹泻、呕吐等胃肠道症状。

如果这些情况在身上经常发生，很可能就是免疫力降低的表现了。这个时候，要认真考虑如何提高免疫力的问题。包括查找免疫力低的原因，有针对性地去纠正错误的做法，以及用正确的方式提高免疫力。

3. 是什么导致了我们免疫力降低

第一，长期劳累不休息。

疲劳超过 6 个月属于过度疲劳或慢性疲劳，会进入灰色的亚健康状态，这种状态下人体代谢率降低，血液中的有害物质不断累加，容易出现发热、感染、肠胃不适等免疫功能低下症状。

过度疲劳的朋友通常还会克扣睡眠时间，导致体内免疫细胞数量锐减。芝加哥大学的研究人员发现，每天睡 4 小时的人，血液里的流感抗体不到每天睡 7 ~ 8 小时的人的一半。你说能不被流感、SARS、新型冠状病毒肺炎袭击吗？

第二，生活工作环境不洁净。

"一屋不扫，何以佑健康？"不定期清洁房间、床铺、冰箱、餐具，甚至刚装修好充斥着甲醛等有害物质就美美地搬入新家，这些隐藏的病毒细菌，会刺激免疫系统发生功能性紊乱。所以，很多朋友不明原因的生病，需要去净化外环境了。

第三，饮食营养不均衡。

为了保持身材，不吃、少吃、挑食、偏食、暴饮暴食，都会导致免疫力低下。

第四，抗生素、激素滥用。

抗生素能够迅速帮助我们杀灭病原体，激素可以促进免疫系统分泌抗体，但滥用却可能培养出有耐药性的病菌，使免疫功能进一步失效，导致再次发病，甚至"无药可医"。我们身体的免疫力就好像是正规军，抗生素好像是雇佣军，一有状况就请雇佣军，再精锐的正规军一直不拉出来练练，都要懒散和涣散的。比如一感冒发烧就给孩子用抗生素，一次两次压下去了，却发现孩子的身体素质越来越差，这就属于帮了不该帮的忙。再比如皮肤病滥用激素，一开始简直神速恢复，却发现从此踏上不断复发的路。

此外，长期压力较大、心情不好、抽烟、酗酒、久坐不动、身体不适扛着不治也不调养，都会影响免疫力，平常也要引起重视。

那么，有没有什么简单的小方子可以提高免疫力，提高正气？

📖 小金方：玉屏风散

正常状态下的感冒，一年两三次，发个烧，出出汗，就好了。但有的朋友感冒可不一样，稍微着个凉、吹吹风，就感冒了，反反复复。西医认为，你的免疫机制没有调动起来；中医认为，正气和邪气搏斗，正气不足，屡战屡败了。所谓"正气存内，邪不可干"，打铁还需自身硬。

对于这些问题，我推荐的小金方是"玉屏风散"。玉屏风，顾名思义，就好像给自己加装了一道玉石的屏风，来阻挡病毒、细菌、邪气的入侵。

"玉屏风散"源自元代医家危亦林的《世医得效方》。这本书里有危亦林先生辑录的古方，也有家传的经验秘方，而且多行之有效。

这个小金方由非常简单三味小药组成，黄芪、防风和炒白术。

黄芪是最常用来补气的一味中药，味甘，性微温，有补气固表止汗、托毒排脓生肌、利尿强心等功效。临床用于气虚乏力、久泻脱肛、自汗、水肿、子宫脱垂、慢性肾炎蛋白尿、糖尿病、疮口久不愈合等。

防风味辛、甘，性温。有发汗解表镇痛、祛风除湿祛痰的作用，主治风寒感冒、头痛、发热、关节酸痛、神经痛等。

炒白术味苦、甘，性温，具有健脾益气、燥湿利水、止汗安胎的功效。用于脾虚食少、腹胀泄泻、水肿、自汗、胎动不安等，这是一味孕妇都可以用的药。

玉屏风散这个小金方能补气固表止汗，是体质虚弱的朋友预防感冒等感染性疾病的良方。别看这个小方子就三味药，黄芪配白术，汗不外泄，外邪也难内侵，配合少量祛风解表的防风，补中寓散。

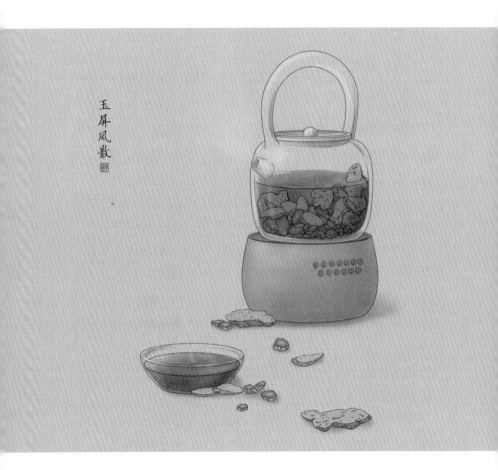

玉屏风散

现代研究还表明，玉屏风散具有调节人体免疫力的功效，有中成药中的"丙种球蛋白"美称。

虽然可以去药店买到中成药，但是因为方子简单小巧，自己在家煎煮也很方便。用黄芪6克、防风6克、炒白术3克，洗净后，浸泡半小时，加500毫升水，大火烧开后转小火煎煮30分钟以上，代茶饮用，这是一人喝一天的量。可以继续加水煎煮2～3次频频代茶饮用，直至茶淡无味，大概一周左右就会明显感觉体力充沛些。

单用黄芪代茶饮也是可以的，但有朋友曾反馈给我说黄芪太燥，我建议加养阴生津的西洋参一起，每人每天西洋参3克、黄芪6克即可，注意最好用煎煮法，这种根茎类的不比花和叶子类，不煎煮药效不容易析出，最起码用养生壶，再不济也要用保温杯焖半小时以上。

当然再好的方子也不是人人适宜。比如热病汗出的朋友要慎用，阴虚盗汗慎用。同时要配合清淡饮食，忌油腻食物。不可久服，以免生燥化火，可以喝一周，停一周，再喝一周，再停一周，如此反复最多3个月。也就是3个月喝了6周，休息了6周。

有的朋友说了，这个小金方我喝了效果挺好，想再长期坚持下，只用黄芪行不行？可以单用黄芪，尤其是喝了之后也不觉得燥的朋友，可以再间断性地用3个月就差不多了。但是能提高免疫力和正气的黄芪在使用时也有注意事项。

骨骼强壮、肌肉结实者，不适合用黄芪；感冒发烧、咽喉红痛、大便干燥者，不宜使用；脾气急躁、肝火大者慎用。高血压慎服。高血压多数都是肝阳上亢，服用黄芪会加重。网上说黄芪可以治疗高血压，那是在特定的情况下，中医辨证属于黄芪适用的高血压证型才可以。

还有哪些能提高免疫力的药食同源物品呢？

香菇、猴头菇、草菇、黑木耳、银耳、百合、大蒜、洋葱、萝卜、海参、灵芝、人参等，都有明显增强免疫力的作用。日常怎么用呢？我们可以煲汤，用各种菌类，家中有什么就用什么，洗净或泡发洗净后，大火烧开转小火煲2小时以上。大蒜具有杀菌消毒作用，吃大蒜最好生食，因为生蒜具有抗病毒、提高机体免疫力的作用。大蒜中能增强免疫力的有效成分大蒜素，在加热的过程中会失效。新鲜萝卜含有丰富的干扰素诱导剂而具有免疫作用，所以说"萝卜进城，医生关门"。大蒜、大葱、萝卜、洋葱这些辛辣刺激的食品如果你刚好不排斥，甚至喜欢生食，恭喜你，自己的免疫力大军应该非常精锐！

·小彩蛋：免疫力的误区·

第一，免疫力越强越好吗

免疫力过低确实容易生病，但也不是越高越好。免疫力过高时，容易造成自身免疫性疾病，比如红斑狼疮、类风湿关节炎、过敏等。所以，我们要做的是把它保持在一个相对健康、平衡的水平。

第二，免疫力只能靠饮食来提高吗

并不是。比如说宝宝，母乳喂养、多做抚触、按规定接种疫苗、三分饥与寒即别吃得太饱穿得太暖，都是提高免疫力的方式。还要记住，"不干不净，吃了没病"。不是教你不讲卫生，是希望大家不要总是疲于各种消毒，让宝宝处于几乎无菌的环境。再比如说适度的劳逸，注意不是安逸。天天躺着会越躺越虚的，"久卧伤气"嘛。那该怎么做呢？唐代医学家孙思邈的劝诫道出了精髓，"常欲小劳，但莫大疲"。另外，还要戒烟戒酒，学会适度减压，控制好自己的心理健康状态。

第三，免疫力低下等于虚证吗

虚证是中医的名词，免疫力是现代医学的概念。中西医是不同理念指导

下的两套逻辑，不可一概而论。就好像肾炎不等于肾虚，肝火上炎不等于肝炎一个道理。虚证指人体正气不足，导致抗病能力变弱，生理机能减退的症候。表现为面色发白没有光泽和神采，乏力疲惫、心悸气短、自汗盗汗、大便溏泻、小便频数等。有人总结为"阴虚发热、阳虚怕冷、血虚发燥、气虚无力"，不完整，但是抓住了阴阳气血虚弱的典型表现。

第四，吃补品能提高免疫力吗

吃补品与提高免疫力不能画等号。我的老师曾诊治过一个典型病例，一位德高望重的老前辈因为感冒住院，住院期间免疫力低出现各种并发症最后进了 ICU（重症监护室），老师去诊治时发现病房里摆满了各种补品，一看舌头，舌苔满满的、厚厚的、腻腻的，赶紧嘱咐家属停用所有补品，用大剂量的薏米煎煮喝，三天后出 ICU 了。这是为什么？因为免疫力低可能是真的虚，也可能是体内湿热、瘀血阻滞导致的气血运行不畅，真实假虚的状态，需要清泄，通了就好了。所以，现代药理研究证实，活血化瘀的三七、清热泻火的黄连、活血化瘀的丹参、泻火通便的大黄都能提高免疫力，就是这个道理。免疫力低不要乱补，"他人之蜜糖，我之砒霜"，免得南辕北辙，酿成"人参杀人无过"的悲剧。

第五，虚证要补吗

虚证要补的，比如阴虚主要表现为五心烦热，就是胸口、手脚心发热，盗汗（晚上睡觉时偷偷出汗），口干舌燥等，是体内阴津不足，不能滋润濡养脏腑经络导致的，可以多吃一些甘凉滋润、养阴生津的食物，比如百合银耳莲子羹、冰糖燕窝羹、铁皮石斛茶、甘蔗、桑葚、马蹄、莲藕等。阳虚就好像冬天房子里暖气不足，内环境就会处于一种"凝滞寒冷"的状态。因此怕冷、乏力、少气、懒言是主要表现。坐在那里不爱讲话，爬几层楼梯就汗涔涔、气喘吁吁，夏天不敢开空调，永远比别人多穿一件衣服的朋友，就要考虑是阳气不足了。阳虚的朋友可以选择牛羊肉、韭菜、生姜、黄芪等温热助阳的食物，比如晨起一杯红糖姜枣饮，白天用黄芪泡水代茶饮；坚持用干姜、葱白、花椒煎汤泡脚；艾灸督脉或肚脐部位的神阙穴，激发人体经络的阳气。

开始的灵魂三问，您有答案了吗？

免疫力低下不等于虚证！

不是吃补品就一定能提高免疫力！

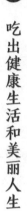

二

吃出健康生活和美丽人生

食饮有节，五味调和，身必无灾
受《黄帝内经》启发的五谷饭和五行蔬菜汤

专业小知识

"五谷为养，五果为助，五畜为益，五菜为充，气味合而服之，以补益精气。"

这句话源自《黄帝内经》，是饮食养生的总原则，也是中国人传承千年的平衡膳食宝塔。"五谷为养"是指黍、秫、菽、麦、稻等谷物和豆类是养育人体的主食；"五果为助"指枣、李、杏、栗、桃等水果坚果能辅助养护身体；"五畜为益"指牛、犬、羊、猪、鸡等禽畜肉食能补益五脏精气；"五菜为充"则指葵、韭、薤、藿、葱等蔬菜起到充实调养作用。除此之外，还要注意饮食有节，五味调和，才能达到饮食调养、精充气和的目的。

五行五色入五脏

中医认为，自然界的各种事物和现象，都可以通过木、火、土、金、水五行联系起来。所以便有了"酸味、青色入肝，苦味、红色入心，甘味、黄色入脾，辛味、白色入肺，咸味、黑色入肾"的说法，但这不是放之四海而皆准的定律，只是一般规律。

1. 为什么说很多病是吃出来的

俗话说"病从口入"，揭示了吃喝与人体健康的密切关系。人的很多疾病固然跟遗传基因有关，但与后天饮食、生活环境、心情等关系也很大，尤其是饮食，生于食，病于食，死于食。

"纵口欲而百病生。"不正确的饮食会引起肥胖症、高血压、冠心病、糖尿病、痛风等富贵病，影响和破坏肝、心、脾、肺、肾等五脏六腑的正常功能。

民以食为天，食以安为先。如何在纷繁芜杂的海量养生、食疗信息中理出头绪，去伪存真呢？

2. 饮食养生的三大关键

首先，食饮有节。

第一要有节制。不暴饮暴食、不偏食挑食是节制。

《黄帝内经》里面有一句话叫"饮食自倍，肠胃乃伤"。简单来说，就是胃口太好，吃得过多，小心没养到身体反伤肠胃。人体对饮食的消化吸收，营养的输布储存，主要靠后天之本脾胃来完成。如果饮食没有节制，食物滞留，会加重胃肠负担，长此以往会伤及脾胃，引发很多问题，比如胃部胀满、疼痛拒按、呕吐不消化的食物、不思饮食、泄泻等症状。《东谷赘言》曾明确指出多食的具体危害："多食之人有五患，一者大便数，二者小便数，三者扰睡眠，四者身重不堪修养，五者多患食不消化。"就是说吃得多的人，可能会产生五个方面的问题，第一是大便多；第二小便频；第三影响睡眠；第四身材肥胖，对不起观众，看起来没有修养，自我约束力不够；第五容易消化不良。

因此，平时应注意"五戒""四不"：

"五戒"就是饥戒暴饮，累戒即饮，喜戒狂饮，愁戒不饮，暮戒

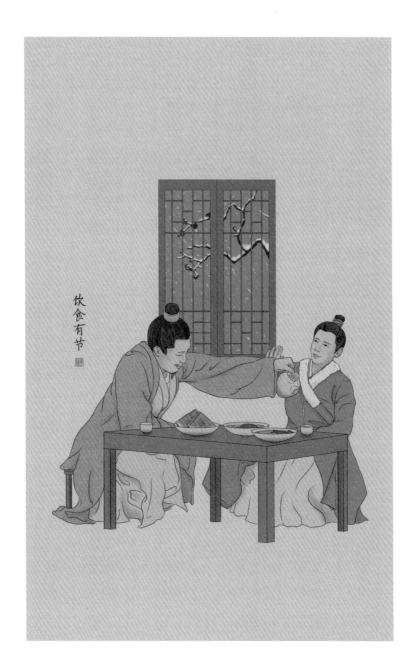

饮食有节

饱饮。

"四不"就是不饮空心茶，不饮无量酒，不贪喜食之物，不吃相克之食。

归结起来，就是应忌一个"贪"字。

当然，饮食也不可过少。有些人片面认为吃得越少越好，甚至还有人提出一辈子吃多少喝多少都是定数，早吃完早喝完早去见上帝的说法，强迫自己挨饿，结果身体得不到足够的营养，反而虚弱不堪，疾病缠身。正确的方法是"量腹节所受"，就是根据自己平时的饭量来决定每餐该吃多少，掌握自己的"七分饱"。阿拉伯民族有一句谚语："老头子最毒辣的敌人，莫过于手艺高明的厨子。"这话颇有些道理。因为"手艺高明的厨子"制作出来的菜肴、点心，必然是色香味形俱全的，别说是"老头子"，"老婆子"在这美馔佳肴之前也会怦然心动，不禁放开肚量饱餐一顿，失去控制。

我们经常听到"七分饱""食不过饱""三分饥与寒"等健康饮食箴言。确实，"七分饱"不仅有利于消化吸收，减轻胃肠道负担，还可以避免吃太多带来的健康隐患，使身体保持最佳状态，延年益寿。可是很多朋友对"七分饱"拿捏不准，到底是什么状态和感觉呢？

"七分饱"并没有一个精确的测量值，因人而异。就是胃里已经开始感到满足，对食物热情下降，进食速度变慢，狼吞虎咽转换成细嚼慢咽模式，但习惯性地还想吃，如果把食物撤走，换个话题，很快就会忘记吃东西。

怎么管住嘴，控制"七分饱"呢？我有三点建议。

第一，建立规律的饮食习惯，三餐定时定点，营养搭配均衡，这样不容易暴饮暴食。

第二，细嚼慢咽，专心吃饭。因为赶时间，很多人吃饭快得像打仗，但其实吃饱这个信息让大脑感知到需要一定的传导时间，进食过快可能导致脑部接收信息时，已经吃过量了。另外，喜欢一边吃饭，一边玩手机、看电视、思考问题、聊天的朋友，也要注意了，吃饭三心二意，容易妨碍人对饱腹感的感知，在不知不觉中吃过量。

第三，多吃容易有饱腹感的纤维食物或者粗粮，以及水分较多的食物，可以帮助控制进食量。

中国人讲究适度原则，"水满则溢，月盈则亏"，太满的人生，往往很累。太多的进食，身体也往往很累。"七分饱"是饮食养生的智慧，您了解了吗？

"食饮有节"第二是有节律。要遵循大自然的节律，吃时令物品，一日三餐也要有节律。

"不时不食"出自《论语》，就是遵循自然之道，饮食要应时令、应季节，到什么时候吃什么东西。这个季节明明不该长这种物品，非要吃，就是逆天，逆天会怎样，"逆之则灾害生，从之则苛疾不起"。就是说违背它就会灾害丛生，顺应它重大的疾患就不会发生。

中医认为，食物和药物一要讲究"气"，二要讲究"味"。只有生长成熟符合节气的物品才能得天地之精气，气味醇厚，营养价值高。违背自然生长规律，违背了春生、夏长、秋收、冬藏的寒热消长规律，会导致食物或药物寒热不调，气味混乱，成为"形似菜"，徒有其形而无其质。如夏天的白菜，外表可以，但味道远不如冬天的；冬天的西红柿大多质硬而无味，更不用说这其中潜藏的各种激素、催熟剂、添加剂的风险。时令的物品有哪些呢？适合春天的韭菜、荠菜；适合夏天的苦瓜、绿豆、西瓜；适合秋天的苹果、莲藕、梨、柑橘类，历来有"一天一苹果，医生不找我""新采嫩藕胜太医"的说法；适合冬天的萝卜、白菜，囤上一些，常吃几顿，不劳医生开药方。所以说，古人诚不欺我，"不时不食"蕴含着天人合一的大智慧。

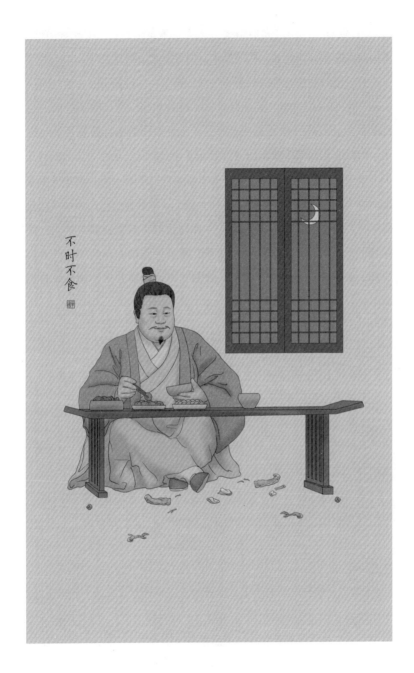

不时不食

"食饮有节"第三是有节操。不去吃不该吃的东西，比如野味；不去跟风吃东西，比如一些风靡一时的保健品或补品。

有一段时间流行喝清热解毒的蒲公英茶，据说能消炎，暂且不说中西医名词混淆这事。炎症是什么？红肿热痛！所以嗓子肿痛的急性咽喉炎、发热肿痛的急性乳腺炎、小便短赤的急性膀胱炎等可以用，但是凉东西都不敢碰的慢性胃炎凑什么热闹？寒凉的蒲公英茶几天下来就会让胃部凉得好像放了一个大铅块。还有一把一把吃维生素片或胶囊，出国回来"人肉"带回一箱子，那是食物吗？那跟在饲料里加点料有什么区别？我们需要工业时代的饲料化喂养方式吗？做保健品的都万寿无疆了吗？慎重啊！那些网红的、热销的，或者高价的、被追捧的补品、保健品、食材，未必都适合您，别再做营养盲了！

3. 五味调和就是健康少生病的大智慧

什么是五味，酸、苦、甘、辛、咸，这是中医食疗的基本概念之一。

酸味能敛汗、止泻、涩精，如乌梅、山楂等。

苦味能清热泻火、止咳平喘、泻下，如苦瓜、莲子心。

甘味能补虚、和中、缓急止痛，如栗子、南瓜、大枣、山药等；淡味利尿除湿，如薏米、冬瓜等。

辛味能发汗解表、行气活血、化湿开胃，如葱、姜、玫瑰花等。

咸味能化痰软坚散结，如海带、紫菜等。

要调和好这五种味道，其实就是调和好五脏六腑，调和好五行的生克制化。

《黄帝内经》里面有一个总的原则，就是"五谷为养，五果为助，五畜为益，五菜为充，气味合而服之，以补益精气"，但或许你依然还不清楚究竟该怎么吃，我给大家推荐两个遵循这个原则的小金方。

小金方：健康长寿的五谷饭和五行蔬菜汤

从《黄帝内经》得到启发，我推荐一个基本人人都适合的五谷饭和五行蔬菜汤。

1. 五谷饭

五谷饭是受《黄帝内经》"五谷为养"理念的启发而制成。

什么是五谷？稻、麦、黍、稷、菽。如今，"五谷"已泛指各种"五谷杂粮"，包括谷类（如水稻、小麦、玉米等），豆类（如大豆、蚕豆、豌豆、红豆等），薯类（如红薯、马铃薯）以及其他杂粮。五谷饭就是用糙米、小米、玉米、麦仁、黑豆、红豆、豌豆、胡萝卜这八种食材一起做的米饭。

糙米：是"穿着衣服"的未精制的大米，保留了更多的营养成分，而不仅仅是碳水化合物，糖尿病患者可以食用糙米。糙米浸泡之后会有小小的黑头，代表是能发芽的活的食物，有生命力的食物。

小米：中国人生病、生完孩子调养的首选就是一碗营养的小米粥了。中医认为，小米有滋阴养血、清热生津、健脾祛湿、和胃安眠、防治消化不良的功效。《本草纲目》说，小米"煮粥食，益丹田，补虚损，开肠胃"。

玉米：有益肺宁心、健脾开胃、利水通淋的作用。与大豆、小麦相比，玉米的脂肪、蛋白质含量较低，碳水化合物含量较高，因而玉米制品越来越受到健身以及减肥人士的青睐。如果在家自己煮带皮的玉米，一定要带里面的几层皮和玉米须同煮，最后可以吃玉米喝汤，因为玉米皮中也含有丰富的膳食纤维，有"一根玉米须，堪称二两金"的说法，现代研究已经证实，玉米须能降压利尿、抗痛风、降血糖、降血脂。

麦仁：小麦脱粒后还没有磨成面粉前即麦仁，有养心益肾、清热

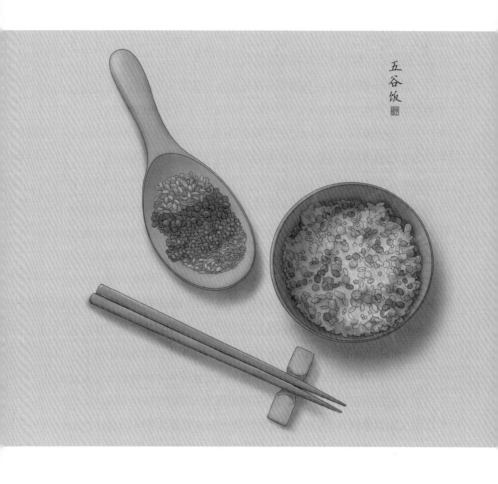

止渴、调理脾胃的功效，并适合虚汗过多者食用。中医有个名方是甘麦大枣汤，就是用瘪麦子也就是浮小麦治疗类似于更年期综合征的出汗虚烦的问题。小麦中含有的维生素 E 和亚油酸，能有效预防动脉硬化等心脑血管疾病。

　　黑豆：《本草纲目》记载，黑豆有补肾养血、清热解毒、活血化瘀、乌发明目、延年益寿、美容养颜的功效。关于黑豆的吃法也很多，醋泡黑豆、黑豆煎、黑豆甘草汤等。

红豆：有健脾益肾、养心补血的功效，注意与赤小豆的区分，红豆是圆圆的，赤小豆是深棕色扁长的。

豌豆：能通利大肠、保护视力、减肥瘦身。

胡萝卜：有补肝明目、润肠通便、增强抵抗力，降血糖、降血脂等作用。在做五谷饭的时候，加几滴油，更有利于胡萝卜中的脂溶性维生素的析出。

五谷饭养心安神、疏肝理气、健脾和胃、补肾填精，可谓补益五脏，怎么做呢？

每人每天的量为，糙米、小米、玉米、麦仁20克，黑豆、红豆各10克，豌豆、胡萝卜各10克，按照做米饭的方式，将八种食材一起放入电饭煲，滴入几滴香油，如果将香油换成亚麻籽油就更好了，因为亚麻籽油富含 $\Omega-3$，健脑益智。糙米、麦仁不容易软烂，刚好做熟后拌匀有炒饭的口感。五谷饭最好是中午吃，可作为主食，每日一次。如果不方便做，至少每周也要吃三次。

五谷饭基本是老少皆宜的。如果脾实在太虚弱，消化不良，可以将糙米改为大米，减少麦仁的量，增加小米的量。

2. 五行蔬菜汤

五行蔬菜汤是日本细胞学博士发明的，也符合中医五行五色入五脏的原理。五种蔬菜五种颜色，青色为萝卜叶，红色为胡萝卜，黄色为牛蒡，白色为白萝卜，黑色为香菇。

萝卜叶：又叫萝卜缨，有消食、理气、和中的作用，可治脾胃不和、宿食不消等证。

胡萝卜：含丰富的胡萝卜素，有抗氧化、抑制自由基生长、提高免疫功能的作用，所含的甘露醇还可以治疗慢性腹泻。

牛蒡：是一种中药，在菜市场上跟山药一样也有售卖，长得还有点像，大家也许没有注意到。中医认为，牛蒡能疏风散热、解毒消肿、利咽。日本人很喜欢，所以又称为"东洋人参"。现代研究证实，牛蒡含有广效的抗癌物质牛蒡酚，适合糖尿病患者食用的非常特殊的养分菊糖等，有降血糖、降血压、降血脂、防治失眠、提高免疫力、抑制肿瘤、抗菌等功效，被誉为"大自然的最佳清血剂"。

白萝卜：消炎止咳、促消化、排毒防癌。民间有"十月萝卜小人参"之说，白萝卜中含有的干扰素诱导剂活性非常强，具有抗病毒、抗癌功能。注意一定洗干净后带皮一起煮。萝卜皮中含有的萝卜硫素能提高人体免疫力，还能激发肝脏解毒酶素的活性。

香菇：补肝肾、健脾胃、益气血、益智安神、美容颜。含有多糖类物质，可以提高人体的免疫力，抑制癌细胞生长，增强机体的抗癌作用。香菇中含有一种干扰素，能干扰病毒的蛋白合成，使人体产生免疫作用，对病毒引起的疾病，如流感、麻疹、肝炎等，有较好的辅助防治作用。

五行蔬菜汤能补益五脏，强身健体。做法如下：

每人每天用白萝卜200克、白萝卜叶100克、胡萝卜100克、新鲜牛蒡75克或干牛蒡7.5克、干香菇2枚，清水约1500毫升，也就是三倍于菜量的水量。将所有材料洗净，连皮切块，加水煮至沸腾，再以小火煮1～2小时即可，煮好的汤代茶饮用，菜渣也可吃掉。

这里面的食材除了牛蒡，都很常见。记得再去菜市场或超市时，看到牛蒡可以买回来煲汤哦！

·小彩蛋：平衡膳食宝塔与《黄帝内经》吃的原则·

前面讲过《黄帝内经》有一个总的原则，"五谷为养，五果为助，五畜为益，五菜为充，气味合而服之，以补益精气"，而现代营养学推荐的平衡

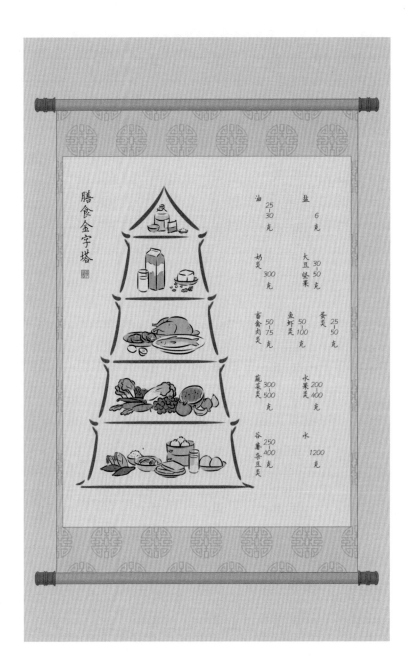

膳食金字塔

油 25～30克

盐 6克

奶类 300克

大豆坚果 30～50克

畜禽肉类 50～75克

鱼虾类 50～100克

蛋类 25～50克

蔬菜类 300～500克

水果类 200～400克

谷薯杂豆类 250～400克

水 1200克

膳食宝塔与这个如出一辙。只不过更加具体地给出了建议的数量。平衡膳食宝塔的分布是：

谷类食物位居底层，每人每天应该吃 250g～400g，这是五谷为养；

蔬菜和水果居第二层，每天应分别吃 300g～500g 和 200g～400g，这是五果为助和五菜为充；

鱼、禽、肉、蛋等动物性食物位于第三层，每天应该吃 125g～225g，这是五畜为益；

奶类和豆类食物合居第四层，每天应吃相当于鲜奶 300g 的奶类及奶制品和相当于干豆 30g～50g 的大豆及坚果。

第五层塔顶是烹调油和食盐，每天烹调油不超过 25g～30g（白瓷勺一勺），食盐不超过 6g（可乐瓶子一瓶盖）。

记不住没关系，记住"彩虹原则"和"蔬果 579 原则"就好。"彩虹原则"就是要吃各种颜色的食品，"蔬果 579 原则"就是 6 岁以下儿童每天至少 500 克蔬果，6 岁以上、12 岁以下儿童及女性每天至少 700 克蔬果，12 岁以上的青少年及男性每天至少 900 克蔬果。

第二篇

五脏六腑少生病的秘密

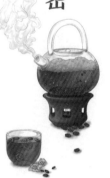

一

滋阴润肺更美丽

咳嗽打喷嚏别慌，普通感冒与流行性感冒

源自《温病条辨》的桑菊饮

专业小知识

阴虚：阴虚是中医的概念，听起来有点玄？其实很简单，我们的身体要达到阴阳平衡，才能健康不生病。假设阴阳均衡，处于一个水平面，如果阴液不足了，则显得阳气好像旺盛了，这就是阴虚火旺，要靠滋阴来达到降火的目的。所以，阴虚就是体内阴津不足，不能滋润濡养我们的脏腑经络，出现低热、手足心热、午后潮热、盗汗、口燥咽干、心烦失眠、头晕耳鸣等一系列的症状。

1. 怎么准确地判断自己发热了

冬春之际，流感频发，别人一打喷嚏自己就紧张，会不会是流感让我也跟着中招呢？

作为老百姓，如何区分普通感冒与流感之间的区别？感冒也分好几类，不只是受风受寒这一种，处理方式各不同。知己知彼才能百战百胜，真的要交锋时，也不会束手无策和无谓地恐慌！

根据人民日报新媒体的科普，我分享给大家普通感冒和流感的区别，可以说只要您稳住心神，一定可以正确区分。

首先，先问大家一个"小白"的问题，怎么判断自己发热了？

平静状态下腋下温度超过 37.3℃。

测量前 20～30 分钟要避免剧烈活动、进食、喝冷水或热水、冷敷或热敷，并保证腋下干燥。

低热的标准是 37.3℃～38℃。

中热的标准是 38.1℃～39℃。

高热的标准是 39.1℃～41℃。

超高热的标准是 41℃～以上。

接下来，我们来看看什么是普通感冒。

普通感冒是着凉或劳累等因素引起的以鼻部、咽喉部等上呼吸道症状为主要表现的疾病。主要症状为鼻塞、流鼻涕、打喷嚏，没有明显的发热，体力、食欲没有明显影响，没有明显的或者无法忍受的头痛、关节痛、周身不适等症状。总结起来，上呼吸道症状重，全身症状轻，"还有精力工作、生活和学习"，一般没有危险。

什么是流感？

由流感病毒引起的呼吸道疾病，不仅是上呼吸道的问题，还会引起下呼吸道的感染，也就是肺炎，分为甲型流感和乙型流感。主要症状为发病急，症状重，全身症状多，会发热，可能一两天之内就上升到 39℃以上。头痛、肌肉乏力、食欲下降等症状明显。对于老人、小孩、孕妇或者有基础性疾病的人群来说，流感可能引起非常严重的重症肺炎，甚至导致死亡。

普通感冒是常见病，不是传染病，所有年龄段的人群都可能发生，很少见到严重的并发症。流感是传染病，常见于冬春季节，所有人群都可以发生，但是有一些危重症流感是有高危人群的，比如小于 5 岁尤其是小于 2 岁的儿童，超过 65 岁的老年人，肥胖的人，孕妇，还有一些有慢性基础病的朋友，这些都属于流感的高危人群，而且流感可以引起全身各个系统的并发症，甚至可以致死。

我们主要聊一下感冒。如果说起每个人都生过的病，那可能非感冒莫属了。

如果你告诉家人朋友，"我感冒了"，估计爱你的人都会亮出两大宝，"休息（包括睡觉）""喝热水（包括喝姜汤）"，但其实喝热水和姜汤更适合风寒感冒，并不是放之四海而皆准的真理。

如果说感冒了看中医还是西医，大部分朋友会选择西医，因为中医是"慢郎中"嘛！其实不然，早在清代吴鞠通先生的《温病条辨》中就有这么一句话："治外感如将，兵贵神速……治内伤如相，坐镇从容。"随着中医在"非典"和新冠肺炎中发挥的作用越来越得到肯定，"慢郎中"的说法恐怕早已过时了。

2. 关于感冒的坑，你有没有踩过

（1）一感冒就立刻吃药

感冒是一种自限性疾病，就是发展到一定程度后能自动停止，逐渐痊愈。所以普通感冒一般不需要吃药，多喝水，多休息，一周左右即可自愈。如果感冒后 3～4 天症状没有好转，出现发热等，影响工作生活，就需要在医生指导下服用针对自身症状的感冒药啦。

（2）感冒叠加吃药好得快

有朋友在感冒后，会买退热、止咳等好几种药一起吃，比如服用布洛芬、对乙酰氨基酚或止咳糖浆，或者板蓝根、感冒清热颗粒来缓解感冒的症状。超量服用或协同混用，药物的叠加效应可能会造成肝肾损伤。很多药物中往往都含有同一种成分，几种一起吃就容易超标，搞不好会导致药物中毒。

（3）感冒输液好得快

中医认为，感冒的过程其实是邪气侵犯人体，人体的正气和邪气相争引起如发热、咽痛、肌肉酸痛、咳嗽等。此时只有扶助正气，顺

势将邪气外排才能很好地解决感冒的问题。而抗生素属于寒凉之品，输入血管后把这种正邪反应直接给压制了，症状会有所减轻，但不仅邪气没有很好地排出去，伏藏于体内，还可能损伤到正气，因此很多病人尤其是小孩和老年用了抗生素后虽然发热退了，但出现疲倦、出冷汗、腹泻、胃口差等副反应，长此以往，不仅体质会受影响，而且会让邪气逐层入里，停留体内，变成伏毒，落下病根。其实，不管中医还是西医，现在都不主张感冒随便补液，或者口服抗生素。

（4）感冒捂汗能帮助恢复

捂汗并不适合于所有感冒，只是对初期的风寒感冒有一定的效果。更便捷的方法是注意空气流通，适当多喝白开水。

（5）运动出汗治感冒

运动出汗，同样也是对初期风寒感冒有一定效果。适量、轻度、温和的运动可以，但过度运动后出汗，很容易导致人体虚脱，而且剧烈运动增加体力消耗，使抗病能力下降，病毒更容易乘虚"入里"。因此，感冒后多喝水，适当休息，合理饮食，适时对症下药才是正确的方法。

（6）感冒后吃点营养品增加抵抗力，帮助身体将病邪逐出身体

万万不可！感冒后要清淡饮食，如果想靠吃点营养品来增加抵抗力，就好像家里进了贼，你不赶出去，反而关上门好吃好喝伺候着，这叫"闭门留寇"。感冒能好吗？

小金方：桑菊饮

桑菊饮是一个非常有代表性的方子，来自清代吴鞠通先生的《温病条辨》。原方由桑叶、菊花、杏仁、连翘、薄荷、桔梗、甘草、苇根八味药组成。具有辛凉解表、疏风清热、宣肺止咳的功效，主治风温初起，咳嗽，身热不明显，口微渴等，临床用于治疗感冒、急性支气管炎、上

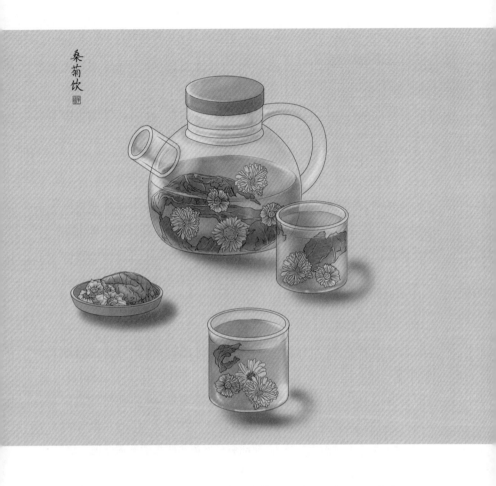

桑菊饮

呼吸道感染、肺炎、急性结膜炎、角膜炎等属风热犯肺或肝经风热者。

　　桑叶：霜降之后采收的质量好，所以中医入药有"霜桑叶"的说法。桑叶性微寒，有疏散风热、清肺润燥、清肝明目的功效，是治疗风热感冒、肺热燥咳、头晕头痛、目赤昏花的良药，物美价廉，很容易买到，口感丝滑爽口。从《本草纲目》记载的治疗消渴（消渴是中医的病名，大致相当于现代医学的糖尿病），到现在中西医把桑叶和桑叶生物制剂作为改善糖尿病及其他各种疑难杂症的药物而使用，如降血压、降血脂、预防心肌梗死及脑出血，美容养颜等，桑叶受到了越来越多的关注。

菊花：菊花茶是老少咸宜又价格公道的一款药茶了。可是常用的茶菊杭白菊、胎菊、贡菊有什么区别，该如何使用呢？

从产地来说，杭白菊和胎菊产于浙江桐乡，贡菊产于安徽黄山。

从外形来说，盛开的杭白菊中间有深色花心；未盛开的杭白菊花蕾是胎菊，颗粒米黄色，大小均匀，紧凑；贡菊花朵基本都是瓣，颜色泛白，花心很小。杭白菊是经过蒸熟后晒干的，所以看起来是粘在一起的饼状。贡菊是新鲜菊花直接烘干而成的生菊花，是一朵一朵的。

从功效来说，杭白菊、胎菊、贡菊都是清热祛火明目的，不过杭白菊和胎菊更侧重平肝明目，主要祛肝火，可以搭配枸杞、决明子；而贡菊更侧重清肺火，可以搭配桑叶。

从口感来说，杭白菊本身含糖分，闻上去有些甜，且经过蒸晒，冲泡后茶水也略有甜味，口感比较平和，贡菊冲泡后则口感稍显冲烈，保持了浓重的菊花原始味道，所以通常需要加点冰糖来调味。

从颜色上来说，贡菊冲泡后汤色黄中带绿（因为没有经过蒸制的原因，保持了原始的绿色），冲泡后存放数小时还能变为绿色，这都属于正常现象，并不是变质的表现。

菊花茶虽便宜，好像登不上大雅之堂，但慈禧太后却是菊花的忠实拥趸，她对菊花的花式使用可以说登峰造极，比如菊花鱼片小火锅、菊花枕、独一味菊花膏、菊花糕、菊花洗眼方、菊花洗脚方等。经历了一年四季风霜雪雨的菊花，这个疏散风热、清肝明目的药茶，值得你的关注。

我推荐的小金方只选取桑叶和菊花这两味，桑叶5克，菊花3克，不必煎煮，直接沸水冲泡，代茶饮即可。

可是有朋友要问了，风寒感冒也适合吗？

我们感冒后都有一个感受，一开始流清鼻涕，很快两三天就变成黄鼻涕了，这叫入里化热。如果一直流清鼻涕，一直是白痰，一直怕冷的不适合这个小金方，可以用生姜、葱白水来发散风寒，但是这种情况不多。

大家记住了，流黄鼻涕、咳吐黄痰、咽喉肿痛是用这个小金方的标志。

·小彩蛋 1：中医辨证感冒的几大类型·

感冒分为普通感冒和时行感冒，通俗点说就是感冒和流感。

中医辨证感冒有风寒、风热、暑湿、气虚、阴虚、阳虚、时行。

这么多证型，是不是听着很复杂？

莫急，咱们一个一个来。

首先，头脑里放映一个感冒的照片：鼻塞、喷嚏、流鼻涕，这几个症状是不是很常见？然后咱们开始做加法运算。

1.风寒感冒：顾名思义，受了风寒引起的，以前是冬春季天冷了的常见问题，有了空调后，夏天也很常见了。症状就是在鼻塞、喷嚏、流鼻涕基础上，增加怕冷、无汗的症状。流的鼻涕是清鼻涕，咳吐的痰是白稀的，有明显的受凉史，风寒中有"寒"，寒性收引凝滞而主痛，所以风寒感冒者特别怕冷，冷到毛孔收缩没有汗，所以加个"怕冷、无汗"。中成药可以选用风寒感冒颗粒、感冒清热颗粒等，里面要有麻黄、桂枝这些成分的。用姜汤帮助发汗，用热水泡脚帮助发汗，都属于风寒感冒的招数。

2.风热感冒：是在鼻塞、喷嚏、流鼻涕的基础上，增加发热、咽喉痛、口干口渴的症状。流的鼻涕是黄鼻涕，咳吐的痰是黄黏的。风热中有"热"，往热象方面想，热得口干口渴、脸红、咽痛、流黄鼻涕、咳黄痰。

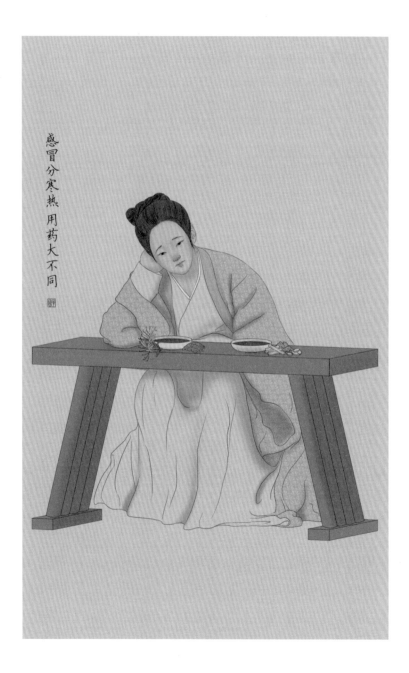

感冒分寒热 用药大不同

治疗上可选用桑菊感冒片、维C银翘片、莲花清瘟颗粒等，里面有桑叶、金银花、菊花这些成分。

3.暑湿感冒：在鼻塞、喷嚏、流鼻涕基础上增加头昏头重、胸闷，甚至恶心呕吐的症状。暑湿是"暑+湿"，"暑"提示夏天发病，"湿"的特点重浊，湿哒哒、黏糊糊，所以头昏胸闷，甚至恶心想吐。现在一些胃肠型感冒也从这方面来考虑和治疗，可选用藿香正气类中成药。

藿香正气水这个药非常经典，以藿香为主药，再加上疏解外感及调整胃肠的芳香挥发性药物如茯苓、紫苏、半夏、厚朴等，其功效能正不正之气。不正之气是外感暑湿或天热贪凉、脾胃运化失常等引起的发热、胸闷、腹胀、恶心呕吐、腹泻、食欲不振等问题。但良药苦口，藿香正气水岂是一个苦字了得。它的味道令很多大朋友望而却步，小朋友更是闻之欲吐。更何况还含有酒精，老人、孩子、司机都不建议使用。如何妙用这个小药呢？我教给大家一个敷脐法。用医用棉球蘸满藿香正气水，以医用胶布或空穴位贴贴于肚脐处，就是神阙穴的位置，每次1～2小时，每天1～2次，借由神阙穴将芳香化湿、理气和中的药物作用于体内脏腑经络。但皮肤酒精过敏和药物过敏者要慎用。如果时间地点允许，可以在神阙穴上敷一片生姜，配合艾灸调理，这叫隔姜灸。这种方法能健脾祛湿止泻、理气和胃止呕，有效缓解胃肠型感冒以及由于湿浊阻滞在体内导致的晕车晕船、腹泻腹痛，食欲不振、水土不服等消化系统的问题。

上面三个是实证感冒，下面就是虚证感冒了。

4.气虚感冒：气虚很好理解，有气无力，不爱说话。在鼻塞、喷嚏、流鼻涕基础上，增加乏力、疲倦、少气懒言的症状。治疗可选用玉屏风颗粒。

5.阴虚感冒：在鼻塞、喷嚏、流鼻涕基础上，增加乏力、五心烦热、盗汗的症状。因为阴津不足，五脏六腑无以养，所以虚火旺，导致的五心烦热、盗汗（晚上睡觉出汗）。治疗也可选用玉屏风颗粒。

"玉屏风"顾名思义就好像是给自己加装了一个玉石屏风一样，抵御外来邪气的侵袭。

中药在个体化辨证论治方面具有一定优势，能够根据不同患者感冒的不同类型区别用药。因此，不建议仅凭药品名称有"感冒"二字就购买，否则有因吃错药而延缓或加重病情的风险。同时，饮食上以清淡为主，避免滋腻、辛辣、肥甘厚味和生冷的食物。

·小彩蛋 2：预防感冒的香囊方和熏蒸方·

在流感、瘟疫肆虐的时候，金银花、板蓝根、双黄连口服液、莲花清瘟胶囊等能清热解毒的中药、中成药经常被抢购一空，甚至不加辨证，就有大夫推荐用这些寒凉的药物煎煮代茶饮，是否妥当，我们心里都有一杆秤。

预防流感，我推荐一个中药香囊方和一个中药熏蒸方，朋友们不妨一试。

八味避瘟香囊方：

艾叶、菖蒲、藿香、肉桂、苏叶、苍术、佩兰、丁香各 5 克。

研末后装香囊佩戴胸前，时不时地闻一下，在胸前会形成高浓度的清香解毒、避瘟疫的小环境，注意过敏性鼻炎者和孕妇要慎用。把香囊悬挂于屋内、车内，能芳香化浊辟秽，清热利湿解毒。注意一周左右就需要更换一次，以保持药效。

三味避瘟熏蒸方：

艾叶、菖蒲、藿香各 10 克。

煎煮后取汤液放入加湿器中扩散，或者直接煎煮熏蒸室内，或者研末用电加热的熏蒸器来释放。这可是熏醋的升级版本，三味药都是千百年来端午节时祛病防瘟疫用的。

停不下来的咳嗽怎么解

源自《本草求原》的皇家药膳秋梨膏

专业小知识

　　五脏六脏皆令人咳，非独肺也：这句话来自《黄帝内经》，人体自身是和谐统一的小整体，五脏六腑是密不可分的好兄弟。不只是肺系的问题能引发咳嗽，五脏六腑的问题都可能导致肺气上逆，而咳嗽不止。

1. 咳嗽没有你想象的那么简单

　　有句话说，世界上有三件事是藏不住的，咳嗽、贫穷和我喜欢你。

　　所以，咳嗽也许算不上大毛病，却是藏不住掩不住的"小"问题，感冒咳嗽的、雾霾天咳嗽的、生了气咳嗽的、天冷了咳嗽的，甚至无缘由就是不停咳咳咳的……咳黄痰的，咳白痰的，干咳无痰的，甚至咳痰带血的，咳得简直五脏六腑要吐出来的……各式各样，真是自己遭罪，家人心疼。

　　可是，中医有句话叫"内不治喘、外不治癣"，就是说内科不愿意治疗咳喘类疾病，外科不愿意治疗皮癣类疾病，这些小问题有什么难解决的？为什么医生不爱治疗呢？

　　如果一个疾病，它的治疗小偏方特别多，那只能说明得这个病的人比较多，或者一般药物效果不好。咳嗽，刚好两个条件都符合。

所以，咳嗽绝没有你想象的那么简单！原因多种多样，错综复杂，有外感引起的，有内伤引起的，只要导致肺气上逆，就会引起咳嗽。不认真探查，顺藤摸瓜，找到病根，贸然下手，怕是会砸了医生自己的招牌。

现在，我们来看看咳嗽的三头六臂吧！

2. 不只感冒能引起咳嗽

清代名医程国彭在《医学心悟》里是这么说咳嗽的：肺就像个大钟，从外面敲会响，从里面敲也会响。要想它不响，光去磨这个钟，锉这个钟，是没有用的，把钟磨破了，有东西敲它，它该响还是响，而且还把钟给磨坏了，是不是？

这个比方打得非常好，过了两百多年后再来看，仍历久弥新，很有警示意义。

咳嗽，就像是钟在响。它响，不光是钟的原因，还有敲它的原因。

从外面敲叫外因，引起咳嗽的外因包括风、寒、暑、湿、燥、火。

从里面敲叫内因，引起咳嗽的内因包括劳逸、情志、饮食、炙煿（熏蒸内蕴）之火。

所以，治咳嗽的大原则是：有外因，把外因解除；有内因，把内因解除。病因一解除，没东西敲了，自然就不咳嗽了。

怎么解除这些内外因就是技术活了，程国彭先生是在"止嗽散"基础上根据原因进行药物加减的。止嗽散由桔梗、荆芥、紫菀、百部、白前、甘草、陈皮七味组成，方子不大，但是我建议大家把治疗的事情交给专业医生，不要给自己生搬硬套、对症下药。了解一下不只是感冒能引起咳嗽，心里有这根弦就可以了。

3. 咳嗽不能只让肺来背锅

很多朋友表示，咳嗽吃了很久的清肺化痰、润肺止咳的药都不管用，到底为什么呢？

中医讲"治病求本"，也许是因为这个"本"，也就是"病根儿"没找对。

咳嗽是呼吸系统疾病，但是病因不一定是肺和气管的问题。中医早就认识到了这一点，《黄帝内经》提出了"五脏六腑皆令人咳，非独肺也"的观点，并且以脏腑命名了多种咳嗽，如"肺咳、心咳、肝咳、脾咳、肾咳"等，来说明咳嗽的病因繁多、涉及面广。

让我们先来看看这些咳嗽都有哪些表现，久咳不止者先对号入座一下。

"肺咳"，咳嗽时气喘，呼吸重浊有声，严重时可见咳血。

"心咳"，咳嗽时心前区疼痛，咽喉中好像有东西堵着，严重时可见咽喉肿大、声音嘶哑。

"肝咳"，一咳嗽就出现两侧肋骨部疼痛，甚至不敢转身，转身就两肋胀满疼痛。

"脾咳"，咳嗽引胁肋处疼痛、牵引肩背处隐隐作痛，严重时身体不能活动，若活动则咳嗽加重。

"肾咳"，咳嗽时腰部和背部相互牵引而疼痛，严重时会吐出唾液，老年人多见。

"胃咳"，咳嗽时伴有恶心、呕吐。

"胆咳"，咳嗽时呕吐黄绿色的胆汁。

"大肠咳"，咳嗽时排出大便。

"小肠咳"，咳嗽时会放屁（排气）。

"膀胱咳"，一咳嗽就会出现尿失禁。

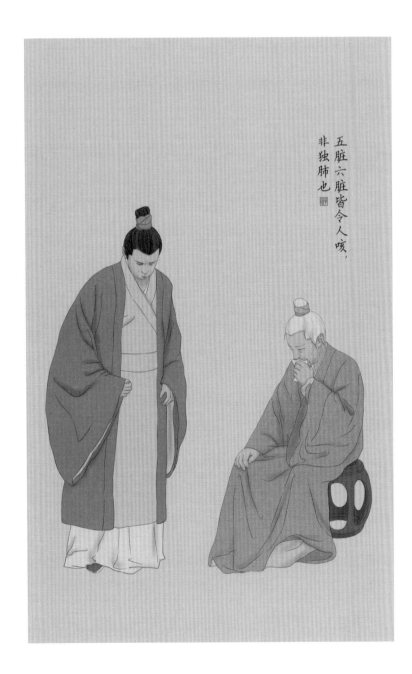

五脏六腑皆令人咳，非独肺也

"三焦咳"，咳嗽时腹部胀满，且不想吃东西。

所以，咳嗽不能只让肺背锅，就好像孩子考砸了，能一味批评孩子吗？成绩不好可能与环境、遗传都有关系。有朋友要说了，中医就喜欢将简单问题复杂化，搞得玄玄乎乎的，咳嗽哪有那么复杂？我举个例子您就明白了。

比如有的朋友咳嗽，细问一下，就是源于一次生气，一着急就咳嗽，咳得两侧肋骨都疼，胸闷憋气，不咳嗽的时候也会长吁短叹，这是什么？这就是肝咳。需要在润肺的基础上增加疏肝理气的方法一起来止咳，比如柴胡疏肝散、逍遥丸、加味逍遥丸等，或者用玫瑰花、佛手、新会陈皮等代茶饮。

还有一些上年纪的朋友，没有感冒也会咳嗽吐痰，或者吐出的根本不是痰，而是口水，咳得腰酸背痛，甚至会咳出大小便，这是典型的肾虚咳嗽。肾虚不能纳气，气的升降就不好，需要在润肺的基础上增加补肾药来止咳。怎么补呢？以虚火旺、五心烦热、潮热盗汗为主要表现的是肾阴虚，中成药可以用六味地黄丸，饮食可以选择黑芝麻、核桃、桑葚等；以怕冷为主要表现的是肾阳虚，中成药可以用金匮肾气丸，饮食可以选择生姜、羊肉、韭菜等。

小金方：私房秋梨膏

这个小金方是来源于《本草求原》的秋梨蜜膏，原方只用了梨、生姜和蜂蜜三味。

关于秋梨膏有两个故事。

一是唐朝名相魏征的母亲有一年咳嗽得非常厉害，久治不愈。无可奈何时，大孝子魏征忽然想起母亲爱吃梨，便投其所好，买来许多鸭梨，将治咳草药研磨成粉，与梨、冰糖共煮成膏。魏征的母亲吃了这个膏，非常高兴，膏未食尽，病已痊愈。

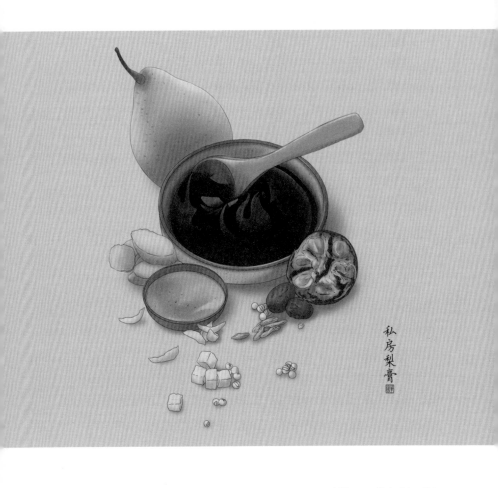

　　还有一个故事是唐武宗李炎患病，天天口干舌燥，心热气促，服了上百种药物均不见疗效，御医和满朝文武束手无策，正在大家都焦虑不安，担心龙颜大怒，自己项上人头不保之时，一位道士用梨、蜂蜜及各种中草药配伍熬制的蜜膏治好了皇帝的病，从此，道士的妙方成了宫廷秘方，直到清朝才流入民间。

　　我们不去深究哪个说法更符合历史，秋梨膏对久咳不愈的效果还是值得肯定的。因为，无论哪种原因引起的咳嗽，久咳必然会引起肺燥阴虚，秋梨膏对于症状的缓解起到了非常重要的作用。

我的私房梨膏在历朝历代不同配方的基础上，融合了个人经验。全方既能润肺止咳、生津利咽，又可顾护脾胃、健脾利湿，因为培土生金，属性为土的脾胃调养好了，属性为金的肺也会得到滋养。

原材料准备雪花梨 1000 克，蜂蜜 100 克，生姜 10 克，麦冬 10 克，川贝 2 克，百合 10 克，茯苓 10 克，罗汉果 0.5 个，大枣 20 克。

做法为简单四步：

（1）提前泡百合、茯苓、麦冬半小时，川贝研细粉。

（2）梨洗净榨汁，不加水，文火熬，不断撇去浮沫，熬至剩 1/2 量。

（3）加入生姜、百合、罗汉果、大枣、茯苓、麦冬，武火烧开后，文火熬 30 分钟以上，过滤渣滓，留下汤汁。

（4）不断用小火熬制浓缩汤汁到约 1/2 量，加入蜂蜜，熬制到挂旗状态撒入川贝粉，收膏完成，大概出 150～180 毫升成品，充分晾凉后，装入无水无油的洁净瓶子中冷藏保存，每天取 1～2 勺，调至温水中饮用即可。或者慢慢小口含咽，让高浓度的秋梨膏缓缓地通过咽喉部。

我们来看一下其中这几个原材料有什么讲究吧！

梨：《本草纲目》认为梨"生者清六腑之热，熟者滋五脏之阴"。因此，熬过的梨汁没有那么寒凉，它主要起到滋润五脏六腑的作用。

麦冬：味甘、微苦，性微寒，归胃、肺、心经，有养阴润肺、益胃生津、清心除烦的功效。现代研究证实，具有抗疲劳、镇静、催眠、抗心肌缺血、抗心律失常、抗肿瘤、提高细胞免疫功能以及降血糖的作用。

川贝：味苦、甘，性凉，入肺经。经常与浙贝相提并论，二者虽是一个品种，一字之差，产地不同，价格却相差 40 倍，使用起来也有所不同。

川贝因产量低，价格较贵，川贝一等品 50 克大概 240 粒以上，基本上是越小越好！主要功效养阴润肺，清热化痰，其药效偏于养，以扶正为主，适用于肺阴虚引起的慢性咳嗽。

浙贝产量大，价格较便宜，主要功效是清热化痰、散结解毒，其药效偏于散，以祛邪为主，对急性呼吸道感染引起的咳嗽有很好的疗效。

总结来说，川贝清热养阴润肺，多用于久咳；浙贝清热化痰，多用于风热咳嗽。

川贝这么金贵的药，使用时应注意两点：

第一，一般都是研成粉末使用。不能与其他中药一起煎煮，容易浪费有效成分，其他中药煎煮好后，川贝粉兑入药汁中服用即可。

第二，川贝的止咳成分不溶于水，长时间蒸煮极易造成药效挥发，所以将梨切块与川贝一起放在锅里煮，就事倍功半了。正确的方式是梨连皮洗净，上部连蒂横切，开成盖，挖去梨核，加入川贝粉、百合、冰糖等，盖上连蒂的梨盖，用牙签封好，放入炖盅，用小火炖约两小时即可。食用时要连同梨肉一起吃掉，因为有效成分已经蒸进去了。

百合：味甘、性寒，归心、肺经，有养阴润肺、清心安神、升高白细胞的作用。比较适合阴虚燥咳、劳嗽咳血、虚烦惊悸、失眠多梦、精神恍惚的症状。如果能买到鲜百合就更好了。

罗汉果：味甘、性凉，归肺、大肠经，有润肺止咳、生津止渴的功效，适用于肺热或肺燥咳嗽、百日咳及暑热伤津口渴等，还能润肠通便。它比蔗糖甜300倍，但是它的甜味剂是罗汉果甜苷，属于三萜皂苷类非糖成分，对血糖影响很小，糖尿病患者也是可以使用的。

生姜：发汗解表，温肺止咳，温胃止呕，被称之为"呕家圣药"，兼解半夏、天南星和鱼蟹之毒。所以我们吃海鲜的时候要用姜醋汁，不仅仅是去腥，还能解寒毒。姜皮性味辛凉，发汗利尿消肿，能中和姜肉的燥热之性。中医里有"留姜皮则凉，去姜皮则热"的说法，这是植物自身寒热平衡的神奇所在，再用生姜时不要去皮喽！干姜就是生姜晒干入药，温里散寒，用于脾肺虚寒，去中上焦的寒邪。在《本草求原》的秋梨膏原方里就三味，梨、生姜和蜂蜜，温肺止咳的生姜在这里绝对是主角之一。

茯苓：味甘、淡，性平，入心、肺、脾经，能渗湿利水，健脾和胃，宁心安神。所含茯苓酸具有增强免疫力、抗肿瘤以及镇静、降血糖等作用。

大枣：味甘，性温，能补中益气，养血安神，缓和药性。现代药理研究证实，有抗过敏、抗疲劳、减轻毒性物质对肝脏损害的作用。

因为有了生姜、茯苓和大枣，所以我的私房梨膏不至于一派寒凉伤及脾胃。

蜂蜜：安五脏，养阴润燥。用什么蜜都可以，如果想增加养心安神的作用可以用枣花蜜。

这款梨膏特别适合阴虚肺热的咳嗽喘促、痰涎黏稠、胸膈满闷、口燥咽干、烦躁声哑等。

我的一个学生，每年到了深秋就给家中60多岁的爸爸妈妈和80多岁的爷爷奶奶做，因为熬制比较费时，我看她经常连续两天都在做秋梨膏，问她为什么做这么多，她说有一次十一放假带回去给爷爷喝，结果那年冬天爷爷没有感冒，雾霾天时嗓子不舒服的症状也大大缓解，所以家人到了这时就会索要这个小金方。我虽然有点半信半疑，怎么连感冒都预防了？但是看她欢喜为家人熬制的样子，觉得这也是一种幸福、一种爱的表达吧。

虽然加入了生姜、茯苓、大枣等温热且健脾的物品，但是膏中养阴生津的寒凉物品较多，脾胃虚寒、手脚发凉、大便溏泻、阳气虚的人以及3岁以下的小宝宝要慎重，以免虚寒症状和腹泻加重。此外，由于秋梨膏含糖量较高，糖尿病患者也最好不要食用。

还有的朋友说，总是咽部有痰，咳不出来，又咽不下去，中医称之为"梅核气"，咳不出痰可以考虑用复方鲜竹沥口服液，也叫祛痰灵。

还有的朋友说天一冷就咳嗽，咳的是白痰，代表胸中有没有散去的寒邪，秋梨膏中生姜的量可以加大到 20 克。或者平常用新会陈皮代茶饮，每次 5 克即可，新会陈皮有很好的荡涤胸中寒邪的作用。或者试一下三伏贴，预防咳喘的秋冬季发作。

还有的朋友总觉得痰多，舌边齿痕，记得要健脾祛湿，秋梨膏中茯苓的量可以加大到 20 克。

如果咳嗽症状一直没有得到改善，或者加剧的话，应该到医院及时就诊，前面我讲了，咳嗽的原因很多，秋梨膏也只是缓解症状的方法之一，不见得能根除真正的原因。

·小彩蛋：川贝陈皮柠檬膏·

再跟大家分享一款虽然有点耗时，但做法比秋梨膏更简单的小膏方——川贝陈皮柠檬膏。

原料选择柠檬 500 克，黄冰糖 800 克，新会陈皮 20 克，川贝 20 克。

做法简单三步走：

1. 柠檬用盐水浸泡，清洗干净，去头尾、切片去籽。

2. 陈皮、川贝打粉。在蒸盅里铺上柠檬、陈皮、川贝、冰糖，封好口，注意千万不要进去水汽，小火蒸制 10 小时以上。蒸的过程可以不连续，分 2～3 次，别影响休息和外出等，但最好在 24 小时之内蒸够 10 小时。中间不要开盖，蒸足 10 小时后，晾凉，装到无水无油的洁净瓶子中，放到冰箱中贮存。

3. 每次用无水无油的洁净小勺取适量，泡水饮用。

《本草纲目》记载，柠檬具有清热化痰、生津止渴、开胃祛暑的作用；陈皮我推荐新会陈皮，是用广东新会一代特有品种茶枝柑外皮做的，味苦、辛，性温，有理气、健脾、燥湿、化痰功能，用于胸脘胀满、嗳气呕吐、食欲不振、咳嗽痰多。不要小看了陈皮，"一两陈皮一两金"，它有三大作用：一是导胸中寒邪，二破滞气，三益脾胃。一些天冷了就咳嗽的朋友可能是肺中有潜藏的寒气，新会陈皮导胸中寒邪，对这个就很管用，可以每天用5克来泡水代茶饮，也可以尝试三伏贴。冰糖有滋阴润肺的作用，川贝前面已经介绍过了。

川贝陈皮柠檬膏味道酸酸甜甜，能滋阴润肺、止咳化痰、美容养颜，男女老幼皆宜。有一年冬天，我经常去讲课的一个书院刚装修有点味道，工作人员制服单薄也不开窗全靠空调，屋里干燥有味，外面阴冷，很多工作人员开始感冒、咳嗽、嗓子不舒服，我做了一锅陈皮柠檬膏，大家分着喝了，结果第二天纷纷表示嗓子不舒服的症状明显缓解，一个冬天书院都飘散着陈皮柠檬的香气。所以，一到了秋冬季，天冷了就咳嗽的，我们不妨试试川贝陈皮柠檬膏，做起来就是有点耗时，但很简单。

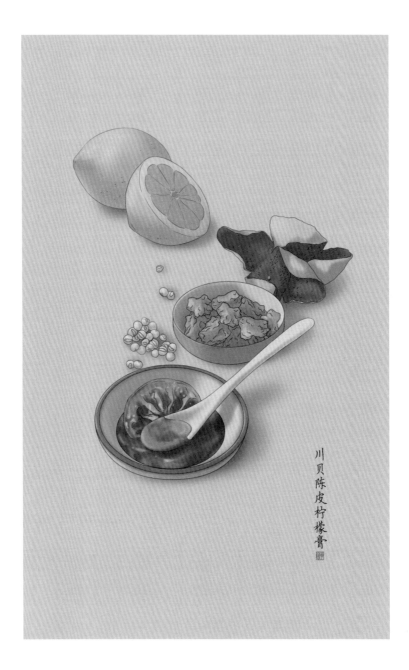

川贝陈皮柠檬膏

皮肤干、嘴唇干、鼻子干、咽喉干，各种干燥怎么办

源自《温病条辨》的滋阴润燥五汁饮

专业小知识

1.燥邪："桑拿天"一过，秋风一天天地吹走了炎热潮湿，吹来了干燥舒爽，与此同时，燥邪应时而生了。燥邪是六淫之一,六淫是风、寒、暑、湿、燥、火六种自然现象，太多了，不足了，或者不该出现的时候出现了，就变成了可能侵犯人体的邪气，燥邪就是其中之一。燥邪主要有两个特点：一是燥性干涩，易伤津液；二是燥从口鼻而入，最易伤肺。

2.肺为娇脏，喜润而恶燥：肺是五脏中的丞相，很娇贵的脏腑。它清虚而娇嫩，吸气时充满，呼气时变得空虚，位于最高位，称之为"华盖"。"华盖"就是过去皇帝出行时头顶那把大伞，下雨了、刮风了，外感邪气从皮毛或口鼻侵犯人体的时候，五脏的第一道防线就是肺，先欺负它，而其他脏腑病变，也常累及肺，所以当这个丞相不容易，是外敌、家贼都要防的。肺特别喜欢滋润的环境，不喜欢干燥的环境，环境不如意了，皮肤、口鼻等就会发出干燥、粗糙的警报。

1. 我不要干巴巴的身体

《红楼梦》中贾宝玉有句经典的台词："女儿是水做的骨肉，男子

是泥做的骨肉。"现实生活中，如果身体发出了缺水的信号，女人会皮糙肉厚不再水灵，男人会变成干枯皴裂的"泥巴"。

缺水的信号是什么呢？

皮肤干、嘴唇干、鼻子干、咽喉干……总之就是各种干燥！

好端端的怎么就燥了呢？燥到底是个"什么鬼"？如何才能润燥呢？我带大家来揭秘。

2. 天冷、天热都可以燥

按照五行、五脏与自然界的对应关系，燥与肺、秋季相应，而秋季介于炎热的夏季和寒冷的冬季之间，所以燥邪会根据时段的不同，结合温热或寒凉的邪气，从而有"温燥"和"凉燥"的区别。

初秋，暑气未散，温热犹在，燥邪与温热之气相合，则表现为"温燥"；出现口鼻干燥、干咳少痰、气逆而喘、咽喉干燥、喜欢喝水、皮肤粗糙没有光泽等阴津耗损不足之象，甚至可以伤及血络，出现咳血等。

深秋，冬季临近，寒气渐起，燥邪与寒邪相结合，则又会表现为"凉燥"，出现头痛、怕冷无汗等类似风寒感冒的症状，只是程度比寒邪轻，因此有"燥为次寒""燥为小寒"的说法。凉燥伤人，对津液的影响可能并不是直接的耗损，更多地表现为燥邪收敛肃降的特点，影响津液的布散，表现为咳嗽痰稀、鼻塞咽干、不想饮水等。

《黄帝内经》说："燥胜则干。"燥的本意是"干而缺少水分"。

所以，不要认为只有大热天才会燥。

3. 持续不断的干燥，要考虑五方面的可能

（1）阴虚火旺：我们的身体要达到阴阳平衡，才能健康不生病。假设阴阳均衡，处于一个水平面，如果阴液不足了，则显得阳气好像

旺盛了，这就是阴虚火旺，要靠滋阴来达到降火的目的。所以，阴虚就是体内阴津不足，不能滋润濡养我们的脏腑经络，出现低热、手足心热、午后潮热、盗汗、口燥咽干、心烦失眠、头晕耳鸣等一系列的表现，这属于内燥，体内总是有小火苗在烧。阴虚的人一般都不胖，在"白骨精"中特别常见，因为白领、骨干、精英人群经常加班、熬夜，思虑过多，容易耗气伤津。阴虚的人要多吃一些甘凉滋润、养阴生津的物品，比如百合银耳莲子羹、冰糖燕窝羹、铁皮石斛茶、甘蔗、桑葚、马蹄、莲藕等。平时要克制情绪，遇事冷静，可以用练书法、下棋、旅游、听舒缓音乐来陶冶身心。适合做中小强度的运动，选择太极拳、太极剑、八段锦、五禽戏、瑜伽等外动内静的传统导引项目。避免熬夜、剧烈运动和高温酷暑下工作。宜节制房事，戒烟酒。

（2）干燥综合征：干燥综合征是一种以侵犯唾液腺和泪腺为主的慢性自身免疫性疾病。主要表现为眼干、泪液减少，甚至哭不出眼泪；咽干口干，缺少唾液；鼻腔干燥结痂、鼻出血、黏膜萎缩、嗅觉减退、喉咙干燥疼痛甚至吃饭时要喝水才能咽下去等，下肢会出现紫癜，也可有多器官、多系统损害。常与其他风湿病或自身免疫性疾病并发。女性发病多于男性，发病年龄多数为 40 ～ 50 岁，这个病主要结合临床症状、泪液试验、风湿及类风湿因子检测等确诊，要综合眼科、耳鼻喉科以及风湿免疫科的意见。

（3）老年性外分泌腺体功能下降：人上年纪后为什么没有小姑娘那么"水灵"了就是这个道理。

（4）糖尿病性口干：糖尿病的典型症状是"三多一少"，吃得多，喝得多，尿得多，但是长得少，干吃不胖，不断喝水还渴，糖尿病诊断很明确。

（5）药物性口干：服用一些特定药物时，会发生口干的情况，比如一些降压药、抗抑郁药、催眠药等，注意看说明书和咨询大夫就清楚了。

4. 你听说过上燥、中燥和下燥吗

虽然说肺喜润而恶燥，可不代表别的脏腑喜欢！

燥邪侵袭人体，根据它在不同部位产生的影响可分为：上燥、中燥、下燥。不同部位的燥有不同的表现，因此要用不同的调理办法来解决问题。

上燥：上焦有心和肺，肺通于天气，肺通过口鼻可与天气相通。如果肺受了燥邪的影响会出现一些干燥的表现。鼻咽干燥疼痛是上燥的表现，可以用雪梨、百合、银耳等物品来润燥。也可以用我后面推荐的五汁饮和小吊梨汤。

中燥：中焦对应胃，燥邪影响到胃，胃里面的水分减少，胃的功能会变得不正常。表现为胃里面嘈杂，口舌干燥，大便干燥、燥得像羊屎一样。这个最重要的是胃里面需要"增液"，即增加身体的津液，但靠多喝水不能解决问题，相反喝太多水会增加胃的负担。用干麦冬10克，干石斛10克，洗净后水煎30分钟代茶饮用，这两味药一定要煎煮，养生壶、煮茶器也可以，不然有效成分不容易溶出，养胃阴的茶也就白喝了。如果是鲜石斛，则用量加倍。《神农本草经》称石斛可以"厚肠胃"，非常形象，胃中津液不足就好像干瘪了一样，可以用石斛润之、养之。也可以试一下我后面的小金方五汁饮。

下燥：指的是肝肾的燥，肝肾的干燥主要与精血少了有关系。表现为肝开窍于目，肾开窍于耳，肝肾干燥会出现耳朵不舒服、眼睛干燥、头发干燥的症状。肝主血，其华在爪，所以这个时候指甲也容易劈裂。可以用枸杞子、桑葚、阿胶、甲鱼、山萸肉等，比如甲鱼茱萸汤，甲鱼能够滋阴、生津、补肝肾，还可以养血，是大补之品；山萸肉是山茱萸去核后的果实，有收敛津液的作用。

📖 小金方：五汁饮

现在我们看到的中药饮片多数是干品，而古代药铺往往会特别准备一些新鲜药材，因为鲜药药汁润燥力强于干品，起效快。五汁饮就是鲜药药食同源的代表饮品。

清代吴鞠通先生在《温病条辨》中有一名方"五汁饮"，由梨、鲜藕、鲜芦根、鲜麦冬、马蹄五种组成，功效润燥生津，适用于温病热邪耗损肺胃阴津，表现为口中燥渴，咳吐白沫，质黏不爽，咽干，唇燥，舌红苔少，脉虚细数，现代临床用于治疗高热后水电解质紊乱，又可用于糖尿病等病症的辅助治疗。

组成：梨 200 克，莲藕 100 克，马蹄 100 克，鲜芦根 20 克，鲜麦冬 20 克。

做法：鲜芦根洗净，梨去皮、核，马蹄去皮，鲜藕去节，鲜麦冬切碎或剪碎，待用。以洁净的纱布或榨汁机绞挤取汁，冷饮或温饮，每日数次，总量 100 毫升，儿童减半。可以用蜂蜜或者黄冰糖调味。

这里面有五个注意事项：

一是榨取原汁，不是煎煮。

二是如果没有鲜品，比如芦根和麦冬比较难找，可以用干品替代，干品量减半，就是麦冬和芦根各 10 克，大火烧开后小火煎煮 10 分钟就行了，晾温之后与其他三种原汁兑到一起喝。

三是每日数次的意思就是不要一口闷了，少量喝，频频喝，慢慢润着品，不能天天当成饮料，毕竟是寒凉甘润的药物。

四是现喝现配，每天都新鲜制作，注意别变质，不建议做很多长期保存。

五是怕寒凉的温着喝，这种方式我比较推荐，因为不容易寒凉伤

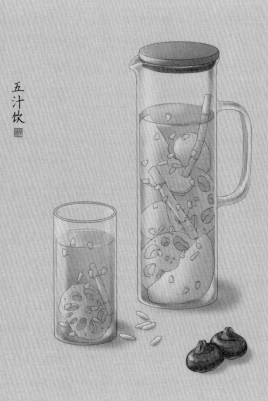

五汁饮

胃。对于年老久病体弱者或脾胃虚寒者也可以稍微加点温肺止咳的生姜，一起榨汁，然后煎煮温服。注意不要久煎，以免药效丧失，热了就行。《黄帝内经》上说"燥者濡之"，意思是对于燥邪的病症应该以温润调养相应对，太寒凉了也是问题。

清代李用粹先生的《证治汇补》上记载有："治燥须先清热，清热须先养血，养血须先滋阴。宜甘寒之品，滋润荣卫，甘能生血，寒能胜热，阴得滋而火杀，液得润而燥除。"总结一句话是，要用甘寒的物品来滋阴润燥。这个小金方刚好对路。

五汁饮适用于哪些问题的调摄呢？

一是针对初秋季节湿度迅速降低后产生的燥咳、喉咙干燥症状，以及冬季暖气房内容易出现的皮肤干痒等症状的短期调摄。

二是长期辛辣饮食、吸烟及熬夜伤津导致的肺胃阴虚证，以及肺胃部慢性疾病，生病日久引起的肺胃阴亏虚症状，常表现为咽干咽痒、喉咙干痒、声音嘶哑、干咳无痰、口干舌燥、胃脘灼痛、嘈杂似饥、但不欲食。

三是一些急性阴亏的症候：比如成人呼吸系统疾病高热后（例如支气管肺炎痊愈后）热盛伤津的烦渴症状，小儿夏季暑热证的饮食调护。由于五汁饮药性轻浅、制作简便，相对于静脉补液扎针，更能减少孩子的痛苦；相对于熬煮汤药，热病早期应用取效更快。

方中五味均味甘性寒，质润多汁，其中梨、莲藕和马蹄是药食两用的日常食材，雪梨生津润燥，清热化痰；马蹄清热养阴，生津止渴，消积化痰；莲藕养阴生津、润肺止咳。再配合两味入肺、胃经的中药，取芦根清热泻火、生津止渴之功，麦冬养阴生津、润肺清心之效。五味配伍，功效相得益彰，起到"甘润救液、润肺生津"的妙用。

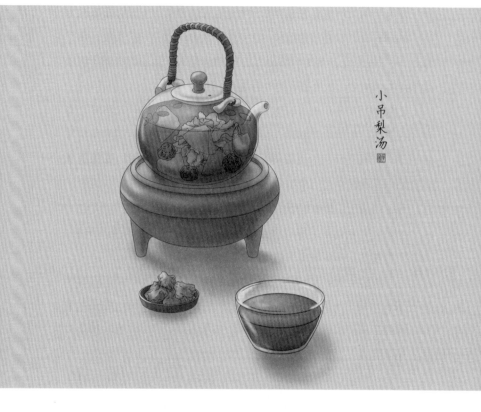

小吊梨汤

·小彩蛋：小吊梨汤·

小吊梨汤是老北京秋冬传统的饮品，清甜细腻，一杯下肚，从舌尖到胃，熨帖又舒服，北京的秋冬季是很燥的，所以这款饮品我分享给大家。

原料：雪花梨500克，水1000克，九制话梅3颗，冰糖30克，干枸杞、干银耳各20克。银耳提前泡发，梨用盐搓洗干净后削皮切小块，梨皮留下备用。水烧开，放入梨块、梨皮、银耳、话梅、枸杞，炖煮约半小时左右，根据个人口味加入冰糖即可。梨皮可以使汤汁浓稠清润，颜色更深，银耳会增加汤汁的黏稠度，话梅让梨汤更清甜，这些都是让梨汤更好喝的秘密武器哦。

二

脾不虚，病不来

十人九湿，还分寒热？如何正确吃走湿气

赤小豆薏米水白喝了吗

专业小知识

六淫邪气：什么是六淫呢？本来是自然界六种正常的现象，风、寒、暑、湿、燥、火，但是当太过、不及或者非其时有其气，以及气候变化过于急骤，超过了一定的限度，使机体不能与之相适应的时候，就会导致疾病的发生，本来无害的六气就变成令人致病的六淫了，比如说梅雨季节湿气太重了（太过），就会诱发风湿等问题；冬天该冷不冷（不及），出现暖冬，就容易爆发瘟疫。

1. 别不把"湿"当回事

生活中有很多人觉得自己湿气重，甚至有种说法叫"十人九湿"，中医还认为"百病皆由痰作祟""怪病多痰"，就是说很多疑难杂症都是"湿"捣的鬼。换句话说，当身体内痰湿较重的时候，容易诱发各种各样的疾病甚至怪病。

形成痰湿的原因有很多，比如长期生活在潮湿阴冷的地方或者湿热地区，喜欢喝酒，不爱运动等。而头重、身重、胸闷、大便粘马桶、舌边有齿痕、口气重、肥胖、脂肪肝、高血脂、咽部异物感总觉得咽不下去吐不出来，甚至男人的啤酒肚、女人腰部的"游泳圈"等都与痰湿有着密切的关系。

2. 如何知道自己体内是不是有"湿"

我们先了解下"湿"到底是什么就明白了。

湿是中医的概念，属于六淫之一。

它有什么特点呢？

四个字就可以概括：重、浊、黏、滞。

重，容易使人产生沉重的感觉，比如头重、腰腿沉重等。

浊，面部油腻，口中身上有异味，女性白带增多，男性阴囊潮湿等全身污浊不爽的感觉。

黏，如大便黏腻不爽粘马桶等。

滞，俗话说"千寒易除，一湿难去"，体内有湿气是缠绵难愈，所以很多朋友哀叹，湿气这个小鬼实在烦人，怎么都赶不走，中药喝了很多付了，依然湿气重，反反复复，缠缠绵绵。

因此，身体是否有湿气大概从三个方面就可以判断了。

第一，看状态。整天觉得特别疲劳，头发昏，身体沉重，打不起精神来，或是像穿了件湿衣服一样，浑身不清爽，人也懒得动……那么可能是体内有湿了。

第二，看大便。大便不成形，很黏腻，冲几次都没办法冲下去，如果出现便秘的情况，好不容易排便之后，大便还是不成形，就代表体内有湿。

第三，看舌。舌边有齿痕是体内有湿气的表现。舌苔是人体健康的晴雨表，正常舌苔是薄白苔，湿气重的人会明显地感觉到舌苔很厚腻。

 小金方：痰湿体质和湿热体质不同排"湿"妙招

你只是了解自己体内是否"湿"还不够，还需要分清楚自己究竟是"哪一类的湿"。

湿分为寒湿和湿热，很多朋友傻傻分不清楚，甚至混为一谈。

来聊聊这两种的区别，对症调理，才能事半功倍。

简单来说，体内湿气大，属于痰湿体质，湿气里又带"热"，就是湿热体质了。

从症状上来讲，痰湿体质也可以概括为四个字"痰沉胖稳"。

具体来说偏胖者多，腹部的肉堆积较多，容易肿眼泡；舌苔白腻，嘴巴黏腻，爱犯困，生活中总感觉头重脚轻，自我感觉非常懒惰；小便的性状也稍显浑浊，泡沫多。大便则表现得非常黏腻，粘马桶；性格温和，一般不会有比较激烈的情绪变化；不喜欢梅雨季节和潮湿的环境。

痰湿体质应健脾祛湿，明代李时珍撰写的《本草纲目》收载了药物1800多种，其中包括很多健脾祛湿的药食两用物品，我选择了其中五种拟成五神汤这个小金方，推荐给大家。

"五神"指的是怀山药、莲子肉、芡实、炒薏米、茯苓五种健脾祛湿养胃的药食同源物品，很容易买到配到。

用量为每人每天山药、炒薏米各20克，莲子肉、芡实、茯苓各10克，一定要大火烧开后小火煮2小时以上。可以加一些肉类一起煲汤，如五神鸡汤、五神排骨汤、五神猪肚汤等；可以与糙米、小米等一起熬粥；也可以磨成粉末，做成各种既有颜值又为健康加分的美味糕点，每周2～3次即可。

五神汤特别适合身体瘦弱、产妇和手术后调养、压力大的亚健康人群，是一款老少皆宜的食补药膳。

这五种材料都是鼎鼎有名的，我们来看一下有什么作用。

怀山药：味甘，性平，《本草纲目》概括五大功效"益肾气，健脾胃，止泄痢，化痰涎，润皮"，别名山遇。传说古代两军交战，败者退入山中，在没有粮草援军的情况下被围困了一个月，竟然能够冲出包

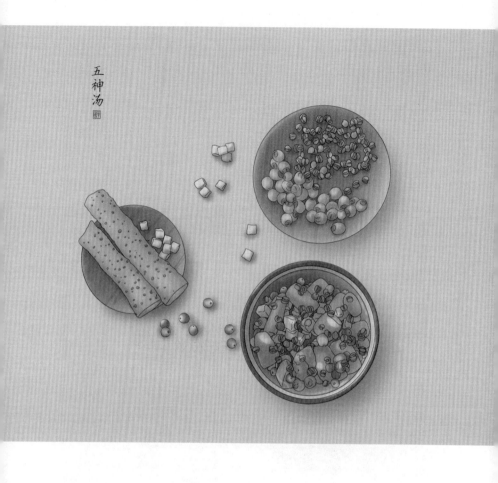

围圈，反败为胜，靠的就是吃山药。之所以用怀山药，是因为河南焦作的铁棍山药也是四大怀药之一的怀山药，是道地药材，疗效更好。

选择铁棍山药有几个窍门，一并分享给大家：

一看：粗细均匀，直径一般 1 ～ 2 厘米，表皮颜色微深，根茎有铁红色斑痕。

二掂：单支重量一般不超过 200 克。

三折：折断肉质较硬，粉性足，断面细腻，呈白色或略显牙黄

赤小豆薏米水

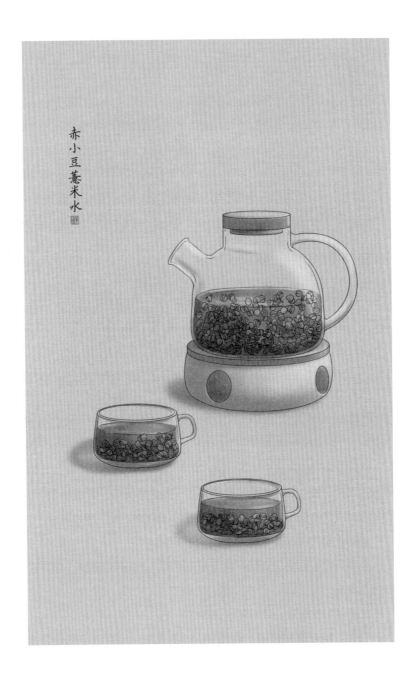

色，黏液少。

四尝：水分含量少，山药多糖等含量丰富，液汁较浓，煮食后口感较干腻甜香，入口"面而甜"，并伴随淡淡的麻味。

莲子肉：味甘、涩，性平，具有益肾固精、补脾止泻、养心安神的功效，不要里面苦苦的莲子心，那是清泻心火的。

芡实：是跟莲子一样的水生植物，别名鸡头米，味甘涩，性平，具有益肾固精、补脾止泻、祛湿止带的功效。

炒薏米：炒薏米带有微微的焦香味，比起寒凉的生薏米更加平和，健脾止泻作用更好。

茯苓：是松树下面菌类的大块根，味甘、淡，性平，有利水渗湿、益脾和胃、宁心安神的功效。现代研究发现，所含茯苓酸具有增强免疫力、抗肿瘤以及镇静、降血糖等作用，可松弛消化道平滑肌，抑制胃酸分泌，防止肝细胞坏死，抑菌抗癌败毒等。

湿热体质的症状也可以概括为四个字"疮黏痒烦"。

皮肤爱出油，长痘痘和各种疮疹瘙痒，舌苔是黄腻的，伴随口苦口干甚至口臭，体味较重，或者男性阴囊潮湿有味，女性白带多而且黄有味，性格急躁易怒。

湿热体质应清热祛湿，比如生薏米、赤小豆、冬瓜皮、荷叶等。火遍全网的赤小豆薏米水就是比较适合湿热体质的。可是有的朋友说，我喝了很久了，没有效果。这个推荐不新鲜，不实用！

我说"非也"！红豆薏米这对黄金搭档能祛湿，这不是悖论。

几个关键问题，不知道你注意到没有？

第一，选对原材。

红豆和赤小豆是完全不同的两种物品。红豆是养心安神的，要用利水消肿、清热退黄、解毒排脓的赤小豆，它呈细长形，颗粒比红豆小，以紧小而赤黯色者入药。生薏米和炒薏米也有所不同。生薏米侧重于清热祛湿，更适合皮肤油腻、口臭、有异味、舌苔黄腻的湿热体质，炒薏米侧重于健脾祛湿，更适合身体困重的痰湿体质。麸炒薏米就是用麸皮一起拌炒的薏米，炒制的时候一般每 10kg 薏米用麸皮1kg，比单纯小火干炒的薏米增加了健脾的作用。

第二，算好用量。

作为食物可以随意，作为药物每人每天服赤小豆 9 克以上，薏米30 克以上才能起到一定的治疗作用。一些药食同源的物品，完成从食物到药物的转变，一是剂量的增加（这个增加可以是一次性的，也可以是长年累月积累的），二是炮制煎煮方法的不同。

第三，用对方法。

花类叶类可以冲泡，但果实类的沸水冲泡效果并不理想，要提前浸泡并煎煮至少半小时以上更有利于药效析出。中药在煎煮过程中，产生 1+1 大于 2 的反应，完成从草本树皮种子到药物的转变，这种效果也不是磨成粉调成糊能取代的。

正确的方式是用赤小豆 9 克，生薏米 30 克，浸泡 2 小时后，大火烧开转小火煎煮 30 分钟，代茶饮。

也可以用生薏米 30 克，浸泡 2 小时后，大火烧开转小火煎煮 30分钟，晾温后放入鲜薄荷叶 2 片，享受清香爽口的薏米薄荷饮。

在夏季，还可以做成薏米芦荟饮、薏米柠檬饮等。但是赤小豆薏米汤不适合脾胃虚寒的朋友，切记切记。

第四，持之以恒。

食疗如果一两天就见效，还要医生和那些峻猛的药做什么？

但赤小豆薏米水不适合脾胃虚寒的朋友长期饮用，切记切记。

另外，不要认为喝上了灵丹妙药，就可以一劳永逸，还应保持好的生活习惯，戒烟戒酒，早睡早起多运动。

·小彩蛋 1：祛湿大穴丰隆穴·

湿气重的朋友要认识腿上的一个穴位——丰隆穴。正所谓"痰多宜向丰隆寻"，这个以祛湿化痰而闻名的小穴位，你值得拥有！

丰隆穴属于足阳明胃经，又联络脾经，所以刺激它能够改善脾的功能，调理人体的水液代谢，使水有所化，痰无所聚，从而达到健脾化痰、祛湿降脂的作用。

丰隆穴怎么找呢？

一般正坐位屈膝或仰卧位取穴，位于小腿前外侧，外踝尖上 8 寸，条口穴外，距胫骨前缘二横指（中指）处。简单来说，就是外踝尖和外膝眼连线的中点，按压时会有明显的酸痛感。

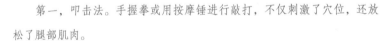

丰隆穴所处的部位肌肉丰满而隆起，所以得名，要注意刺激到位。

我推荐以下几种方式：

第一，叩击法。手握拳或用按摩锤进行敲打，不仅刺激了穴位，还放松了腿部肌肉。

第二，点按法，用拇指的指腹点按丰隆穴 3～5 分钟，每天 3～5 次。

第三，温和灸法，每次艾灸 5～10 分钟，每天一次。

被痰湿困扰、血脂偏高的朋友，丰隆穴可以用起来了！

·小彩蛋 2：祛湿四招·

还有哪些方式，可以日常祛湿？我给大家支几招，全方位方案学起来！

第 1 招：越懒越要运动

体内湿气重的人，大多数都是饮食油腻、缺乏运动或者脾胃虚弱的朋友。运动可以缓解压力，促进身体器官运作，加速湿气排出体外。跑步、健走、游泳、瑜伽、太极等运动，有助于促进气血循环，增加水液代谢。

第2招：饮食清淡适量

肠胃关系到营养及水分代谢，最好的方式就是适量、均衡饮食。酒、肥甘厚味、甜食、油炸品等油腻食物不易消化，生冷食物会让肠胃消化吸收功能停滞，不宜经常食用。

第3招：避开潮湿的环境

人体内产生湿气，除了自身代谢的问题以外，有很大一部分和环境有关。经常在潮湿、阴冷的环境中，容易导致湿气入侵体内。所以日常生活中应当留心，潮湿下雨天减少外出；不要穿潮湿未干的衣服；不要盖潮湿的被子；洗完澡后充分擦干身体，吹干头发；房间内的湿气如果很重，建议多开窗透气，如果外界湿气也很重，可以借助电器进行除湿。

第4招：养脾胃是祛湿治本之道

多喝粥，少吃生冷物品。李时珍曾精炼地夸赞粥养："每日起，食粥一大碗，空腹虚，谷气便作，所补不细，又极柔腻，与肠胃相得，最为饮食之妙也。"粥能滋阴生津，健脾养胃，补益虚损，最宜养人。

我给大家推荐一款健脾开胃的"黄金粥"。用到的食材有小米、玉米、南瓜、大枣。

黄金粥的做法：每人每天小米50克，玉米碴20克，南瓜20克，将小米和玉米碴一起淘洗干净后同放锅中，加水大火烧开后小火熬至米熟，放入切块的南瓜，再煮到南瓜软烂粥稠即可。注意粥跟稀饭是不一样的，我们做的是几乎没有清汤的粥，不是清汤寡水的"瞪眼稀饭"。

在饮食上可以多吃土豆、山药、香菇、莲子、芡实、扁豆等，这些食物都有补气健脾的功效。为什么不吃生冷食物呢？我们的胃有受纳腐熟的功用，如果把胃比喻成一口锅，总吃寒凉食物，这个"锅"总是凉的，胃里的食物如何能"腐熟"呢？而食物不熟，消化的都是半生不熟的东西，身体怎能很好地吸收呢。那么，寒性食物有哪些？比如螃蟹、蛤蜊等海鲜，西瓜、苦瓜、甜瓜、生菜、黄瓜、梨等蔬果，最好在烹调时加入葱、姜、蒜来中和其寒凉性质。

狂长肉和吃不胖，可能都是脾虚惹的祸

《外科正宗》八珍糕和《医学衷中参西录》珠玉二宝粥不容错过

专业小知识

1.后天之本：中医认为，肾为先天之本，脾胃为后天之本，也就是说，从呱呱坠地，与母亲一分为二开始，我们身体所需要的一切营养都来源于脾胃。所以，脾胃又称为气血生化之源，就是人体气血的"生产工厂"，生理功能为"主运化"，就是将食物消化成为营养物质，并将其运送到全身各处。

2.《四总穴歌》：我国古代针灸医师临床经验的结晶。歌诀是："肚腹三里留，腰背委中求，头项寻列缺，面口合谷收。"意思是胃肠问题可找足三里穴；腰酸背痛可找委中穴；头痛、脖子僵硬可找列缺穴；面部、口部有疾患可找合谷穴。

1. 你的胖或许跟脾虚相关

很多朋友说，我已经管住嘴、迈开腿了，但是减肥成效依然不明显，甚至喝凉水都长肉，到底为什么呢？也许只是因为是虚胖，而虚胖大部分是因为脾胃功能减弱衰退导致的，脾胃被称之为"后天之本"，正确养护不但能健脾祛湿，利水消肿减肥，让"虚胖子"得偿所愿，而且对于健康非常重要。

那么，怎么判断自己不满意的身材是不是脾虚惹的祸呢？

第一，清晨起床，刷牙时发现舌头上有齿痕。健康的舌头表面应为红色，看上去很润泽。舌面有一层舌苔，轻薄且非常干净。如果舌头边缘已经出现明显的齿痕，舌苔厚，代表脾虚有湿。

第二，上厕所后，发现大便粘在马桶上。喜欢吃些生冷寒凉的食物，容易导致寒湿困脾，水湿不能正常被带走，寒湿向下注入大肠就会让大便带水湿，变成软而不成形的稀便，或者粘在马桶上。

第三，身体困重，精神疲倦。脾胃是后天之本，气血生化之源。脾虚则营养物质运送不到身体各处，就会变得懒惰倦怠无力。

第四，食欲不好，吃一点就撑肚子。当湿气进入体内后最容易伤脾，脾的主要功能是消化，所以脾虚很容易导致食欲不好。有些人吃得并不多，饭后却常常有饱胀的感觉。

第五，在短期内体重明显增加，严重时会出现下肢水肿。脾胃功能正常的人，能将体内多余的水分及时地传输至肺和肾，通过肺、肾的气化功能化为汗和尿排出体外。如果脾运化水液的功能失常，就可导致水液滞留，导致身体水肿。

2. 如何调理脾胃，给身体"脱水"呢

既然虚胖多是由脾虚导致的，首先要调理脾胃。

常用的健脾理气的物品包括山药、薏苡仁、大枣、白扁豆、白芸豆等，可是有的朋友说了，这些吃多了，尤其是豆类的会胀气不舒服，那是因为没有配合辛香味、具有发散行气作用的物品，比如砂仁、陈皮等一起来食用，让补的脾气运行起来，不壅滞在局部。比如广东人喜欢吃的陈皮红豆沙，就是在宁心安神、健脾益气的红豆里面加了祛湿理气的陈皮，不但味道更清香不腻，而且助消化。可是北方人却喜欢在红豆里掺糖、红薯，以及各种油脂进去，因此就胀胀满满、腻腻歪歪了。

注意了，脾虚的朋友万万不可滥用苦寒泻下的物品，比如大黄、

芦荟等，本来想用这些来减肥的，结果苦寒伤脾胃，加重脾虚、虚胖等问题。

在饮食上要"忌重"，就是禁忌重口味，以低盐分、低糖分、低油分的食物为主。爱吃咸味、辣味食物的朋友，最好改变一下饮食习惯，多吃一些清淡健康的食物。一来口味重了确实容易刺激食欲，不小心就吃多了，试想一下，一般人在热火朝天的环境中吃个辣火锅、小龙虾、小烧烤，总要比在优雅的环境中吃个江浙菜、吃个轻食沙拉摄入的多吧。二来口味重了，盐、糖、油都摄入多了，脾胃以及身体各个器官的负担都会随之加重，舒服的只有自己的嘴而已。

3. 吃着瘦的小金方：八珍糕

给大家推荐一款知名的宫廷小吃——八珍糕。明代御医陈实功一生注重脾胃气血的保养，在《外科正宗》一书中留下了八珍糕的方子。原书称其"服至百日，轻身耐老，壮助元阳，培养脾胃，妙难尽述"。治小儿肠胃薄弱、消化不良、食少腹痛、面黄肌瘦、脾虚便溏等症，有健脾养胃、益气和中之效。

八珍糕虽然最初是用来调理小孩脾胃的，但后来发展成为宫廷食疗养生之品，特别是乾隆皇帝和慈禧太后常用的御前小点。为什么八珍糕如此受到青睐？我们来看一下基本组成。

炒白术：味甘苦，性微温，能健脾益气、燥湿利水、止汗安胎，是常用的补气药。

茯苓：是松树下面的菌类大块根，味甘淡、性平，有利水渗湿、益脾和胃、宁心安神的功效。现代研究发现，所含茯苓酸具有增强免疫力、抗肿瘤以及镇静、降血糖等作用。

白术和茯苓是补气名方四君子汤的主要成分。

芡实：别名鸡头米，是跟莲子一样的水生植物，味甘涩，性平，

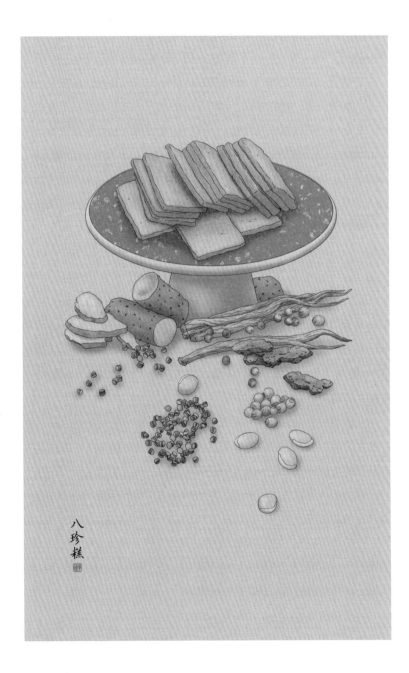

献给全家人的健康小金方

八珍糕

72

具有益肾固精、补脾止泻、祛湿止带的功能。

莲子肉：味甘涩，性平，能补脾止泻、止带、益肾涩精、养心安神。

炒薏米：《神农本草经》中记载了薏仁"久服轻身益气"，有利水消肿、健脾祛湿、清热排脓、抗炎镇痛、增强免疫力等功效。加上麸皮炒制过的炒薏米比生薏米更平和，健脾作用更好。

白扁豆：能健脾化湿、利尿消肿、清肝明目。李时珍还用白扁豆花做成小馄饨，用来治疗腹泻不止，我们暂且称之为"泻立停"小馄饨，鲜花不易得的话，干花是可以买到的，泡软后与肉馅搅拌在一起使用。

党参：味甘，性平，有补中益气、止渴、健脾益肺、养血生津的作用，是最常用来替代人参的一味药，当然在宫廷原方中用的是人参。

怀山药：味甘，性平，《本草纲目》概括五大功效"益肾气，健脾胃，止泻痢，化痰涎，润皮毛"。

这八种食材打粉，每人每天可以各用10克，加起来就是80克的粉。

用此粉加适量水熬粥，大火烧开转小火熬半小时以上，注意要不断搅拌以免糊锅。

或者加适量的大米粉（一般和药粉等量）和适量糖粉一起揉成面团，做成小糕点。

或者用南方做松糕的方式，把80克药粉、80克大米粉和适量糖粉混合均匀后，少量多次加水，混合沾湿后，静置充分吸水，搓散结块，过筛成松糕粉。将松糕粉铺入蒸笼中，厚度在5cm之内，盖上湿笼布，蒸40分钟左右，晾凉切块即食。用烤箱烘干储存起来更加方便，也更贴近陈实功先生的做法。

在清宫，乾隆皇帝和慈禧太后对八珍糕的用量是很大的，也根据自己的症状不断地调整这八种食物的组成。比如，据《清宫医案》记载："乾隆四十一年二月十九日起，至八月十四日，皇上用八珍糕四次，用过二等人参八钱。""乾隆五十二年十二月初九日起，至五十三年十二月初三日，皇上用八珍糕九次，用过四等人参四两五钱。"当时，乾隆帝已年逾八旬，暮年之人，先后天俱亏，阴阳气血虚损叠至，故频用此糕，也颇适合。至于方中以党参易人参者，意在加强补气健脾之功效。到了晚清时期，慈禧太后也喜欢服用八珍糕。《清宫医案》记载，光绪六年九月十三日，御医李德立为慈禧太后拟八珍糕——茯苓、莲子、芡实、扁豆、藕粉、薏米各二两，共研极细面，加白糖，分两酌量，兑之为糕，据说慈禧后半生因脾胃不和而经常服用。

4. 真的可以怎么吃都不胖吗

生活中，我们经常遇到饭量很大，却怎么吃都不胖的朋友，这种"拉仇恨"的体质常让很多人艳羡不已。那么，为什么他们吃不胖呢？《脾胃论》说："善食而瘦者，胃伏火邪于气分，则能食，脾虚则肌肉削。"意思就是说，特别能吃，人却很瘦，是胃中有虚火，且脾的运化能力很弱，四个字概括就是"胃强脾弱"。

"胃强脾弱"最典型的症状有两个：一是胃口好；二是大便不成形或经常便秘，便秘的状态也是前干后稀。

中医认为，胃主受纳，且将食物初加工成营养精微物质，脾主运化，将营养精微物质生成为气血津液输布全身。一个人"胃强脾弱"，意味着他很能吃，但是吸收不了，久而久之，身体就缺乏营养支持，大脑就会不断发出信号"快给身体提供能量吧"，人就会出现饥饿感，不停地吃。

一些爱美女士可能会说，这样挺好呀，既满足了口腹之欲，还能保持苗条的身材，真是求之不得呢！事实果真如此吗？我们知道，脾为气血生化之源，脾弱则气血不足，气血不足会直接或间接导致衰老的过早到来。放任发展，一般会出现两种后果：一种是甲亢，另外一

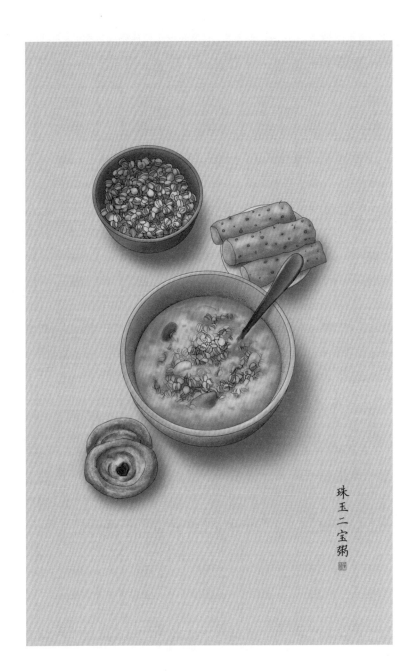

珠玉二宝粥

种是胃被脾拖累，变得越来越弱，食欲减退，身体各项机能亮起红灯。

怎么防治呢？

第一，经典的中成药麻子仁丸和参苓白术散。麻子仁丸适合干吃不胖还便秘的，参苓白术散适合干吃不胖还腹泻的。

第二，我推荐一款源自《医学衷中参西录》的珠玉二宝粥。

用量为每人每天生山药 30 克，薏米 30 克，柿霜饼 12 克。先将山药洗净切小块，薏米洗净，一起放入锅中，加入适量的水，煮至烂熟，再将柿霜饼切碎调入就大功告成了。

这个方子是民国时期名医张锡纯的经验方，不但治疗疾病，还可充饥果腹，甘甜可口，久吃也没有害处。山药、薏苡仁均能补益脾肺，山药偏于黏腻，多服久服会有发闷感觉，薏苡仁偏于渗利，两药等份并用则不会出现闷的情况。柿霜饼甘凉润肺，化痰清热开胃。这款药粥能健脾补肺利湿。适合脾肺阴亏损，食欲不振，虚热以及阴虚之证。阴虚的表现最典型的就是五心烦热、潮热盗汗。注意吃柿子的时候有很多食物不能同时食用，比如螃蟹以及一些酸性的食物。

· 小彩蛋：足三里穴健脾胃法 ·

脾胃虚弱的食疗法，大家也杂七杂八地学了很多。我们换换口味，推荐一个穴位健脾胃的方法，这个穴位就是足三里穴。

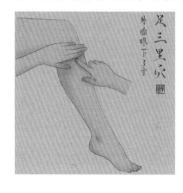

足三里穴，是"足阳明胃经"的主要穴位之一，位于小腿外侧，犊鼻下 3 寸，中医《四总穴歌》中说道"肚腹三里留"，一语中的，就是主治胃肠病证的一个穴位，同时也是虚劳、痹症、亚健康、延年益寿、强身健体的常用穴。

如何用足三里穴来养护脾胃？

1.拇指按揉足三里。用拇指指面着力于足三里穴位之上，垂直用力，向内按压，按而揉之。其余四指握拳或张开，起支撑作用，以协同用力。让刺激充分达到肌肉组织的深层，产生酸、麻、胀、痛和走窜等"得气"感觉，持续数秒后，渐渐放松，如此反复操作数次即可。也可以每次每穴按压 5～10 分钟，每分钟按压 15～20 次。

2.捶打足三里。手握空拳，拳眼对准穴位，垂直捶打。同样要有"得气"感才好。

3.艾灸足三里。这是足三里保健最经典的方法。民间有谚语"艾灸足三里，胜吃老母鸡"，《针灸真髓》一书也说道："三里养先后天之气，灸三里可使元气不衰，故称长寿之灸。"体质虚弱者，尤其是肠胃功能不好、抵抗力减低的朋友宜用此法增强体质。艾灸时艾条距穴位约 3 厘米，如局部有温热舒适感觉，就固定不动，每次灸 10～15 分钟，以灸至局部稍有红晕为度，隔日施灸 1 次，每月灸 10 次左右即可。

无论是按摩，还是艾灸足三里，手掌要暖和，力道需适当，且不宜过饿或过饱，按摩时间以空腹 30 到 60 分钟以上较佳，最佳时间为早、晚（早上能提神，晚上能消除疲劳），但其实随时随地按摩都是可以的。

另外，脾虚的朋友在生活中要"多动"。尤其是犯"懒癌"的要赶紧动起来，多运动有助于加快新陈代谢和血液循环，有利于体内的水分及时排出。等体内多余的水分都随汗水或尿液排出后，就不用再担心自己因为水肿而难看。但是不要做高强度的运动，推荐选择一些外动内静的运动，比如八段锦、五禽戏、太极拳、太极剑、瑜伽、慢跑、快走都是可以的。少熬夜，保持充足睡眠。每天最晚 23 点睡觉，有条件的话，争取睡 30 分钟午觉，保证身体正常运作，水湿无从停滞。

讲到这里，我想虚胖的朋友，应该不会再去用节食、苦寒的泻药、大强度的运动减肥了吧，而是应该健脾祛湿减肥。对于干吃不胖的朋友，也找到原因了吧，营养穿肠过，根本留不住，赶紧调理起来吧。

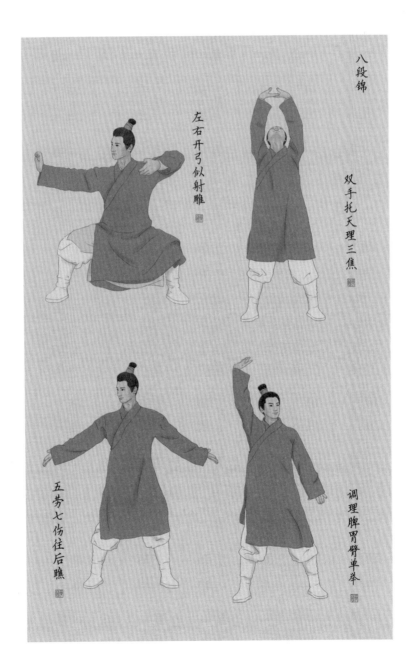

八段锦

双手托天理三焦

左右开弓似射雕

调理脾胃臂单举

五劳七伤往后瞧

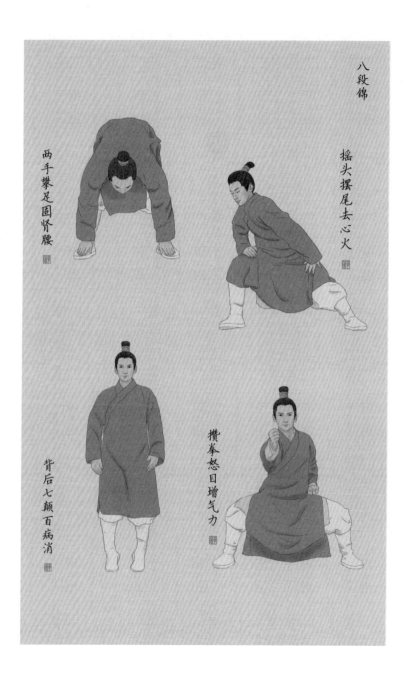

八段锦

摇头摆尾去心火 ㊞

两手攀足固肾腰 ㊞

攒拳怒目增气力 ㊞

背后七颠百病消 ㊞

（三）

这样养肾才养命

耳鸣健忘牙齿松动，可能是肾虚敲响的警报

道家养生四大宝，一个都不能少

专业小知识

肾为先天之本：这与"脾胃为后天之本"是上下联。肾的功能是决定人体先天强弱、生长发育快慢、脏腑功能盛衰的根本，强调肾在人体生长发育及生殖功能中的重要作用。虽然孩子生下来就有身体强弱的不同，但是后天之本脾胃调理得好，即使输在起跑线，也一样可以追到前面。

1. 中西医的肾不是一回事

一提到肾，很多朋友可能就会想到在人体腰部，脊柱两侧，那两个椭圆形像豇豆粒一样的器官，主要作用是泌尿，就是将血液中的废物过滤出来再变成尿液排出体外，所以又有"尿素工厂"的称号。肾还可以代谢水液、分泌激素等。日常生活中，我们经常听到的肾炎、肾功能衰竭、肾病综合征等，都跟这个肾有关，但其实这只是西医的肾。

中医的肾不仅仅包括这个器官，还包括被称为"先天之本"的生命系统，涵盖了人的生殖、泌尿、肾经、骨骼等各组织器官，比如肾脏、膀胱、耳朵、头发、脑、骨、髓、二阴等，有调节人体功能，为生命活动提供"基本物质""原动力"的作用。

2.中医认为肾对人的生命有哪些重要意义呢

第一，肾藏精。肾是储存生命基本物质的"仓库"，生、长、壮、老、死是每个人都要经历的生命过程，这个过程与自然界的生、长、化、收、藏是相对应的，而每一个过程，也与五脏对应。肾对应的就是"藏"。可以说，肾是储存人体基本生命物质的仓库，这个仓库建得越好，功能越完备，储存的能力就越强。

第二，肾主性与生殖。肾好，性功能就好，生殖能力强，这不是绝对的，却也是一般规律。

第三，肾主骨。骨骼的生长与强壮靠肾精滋养，骨骼的营养来源于骨髓，而骨髓是由肾精所化生的。所以肾精充足，骨髓才会充足，骨骼的营养才会充足，骨骼才会强壮。《黄帝内经》中还有一种说法叫"齿为骨之余"。牙齿是外在的骨头，牙齿的好坏反映了骨骼的好坏，也反映了肾气的盛衰。如果肾气虚了，牙齿就会出现松动、脱落的问题。老年人牙齿容易脱落，就是肾气虚弱的表现。

第四，肾主水。肾是人体水液代谢的"总开关"，它对水液的代谢包括两个过程。第一个过程就是对水进行气化。水喝进去之后通过肾阳的温化蒸化，连同其他各个脏腑的参与，将水输布到全身的各个部分供人体利用。第二个过程就是对水的排泄。水被利用后需要排出去，当然水不能全部排出去，这就涉及了肾固摄的功能。

第五，肾主纳气。人体的呼吸运动不能没有肾的参与。人活一口气，指的是呼吸之气，呼吸之气对人体十分重要，是生命活动的一种体现。人的呼吸之气虽然是由肺所主的，但呼吸的过程离不开肾的参与。在呼吸的过程中，肺是主呼气的，肾是主纳气的，可以使呼吸更深入。

第六，肾生髓通于脑。《黄帝内经》上说"肾主骨生髓通于脑"。

肾藏精，精生髓，髓可分为骨髓、脊髓、脑髓三部分。骨髓藏于全身的骨骼之中，起到营养骨头的作用。脊髓和脑髓是相通的，骨髓汇聚到脊髓，最终又汇入到脑髓中，所以中医将脑称为"髓海"。

第七，肾主藏志，肾气足，则记忆力好或志向远大，与思维活动相关的神志活动就是志。

第八，其华在发。中医有"肾其华在发""发为血之余"的说法。头发是靠肾精和血液来滋养的，可以说头发的好坏主要取决于肾精和血液是否充足。肾精和血液是可以相互化生的，所以有"精血互生"的说法。

第九，肾开窍于耳。中医认为，人的五官九窍与脏腑是相关的，比如肝开窍于目，肾开窍于耳。听力的好坏和肾有着密切的关系。耳窍需要肾精的滋养，如果肾精不足，耳窍得不到充分滋养，听力就会下降，甚至出现耳鸣耳聋。

第十，肾开窍于二阴。阴指的是前阴和后阴。前阴指的是生殖和泌尿器官。因为肾主生长发育和生殖，所以肾与前阴的关系是非常密切的。肾主后阴是说大便的问题有时候也是与肾相关的。比如在临床上有很多老年人会出现大便秘结，这不是常规意义上的大肠的问题，也不是胃火的问题，而是肾虚推动力不足所导致的。

3. 道家养生的四个小金方

与其说是小金方，不如说是道家养生的小金招。今天分享给大家的不是吃的，是跟我一起练起来的。

第一招：鸣天鼓

压力太大，头脑不清，精神不振怎么办？耳鸣耳聋眩晕，除了休息没有其他办法？上了年纪，肾虚失眠健忘是不可逆转的自然规律？我教大家一个简单的动作，动动手指敲敲鼓，健脑安神助睡眠。这个

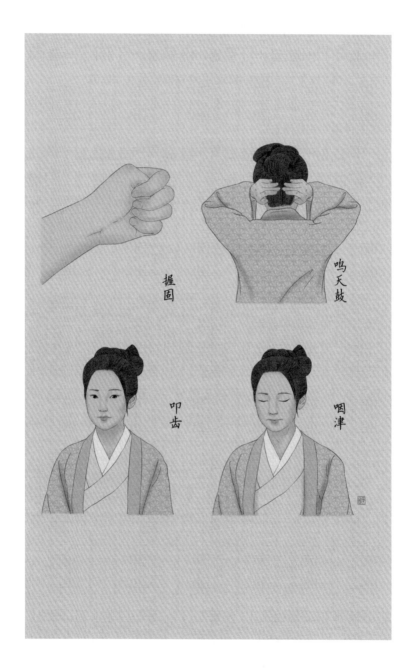

握固

鸣天鼓

叩齿

咽津

方法就是"鸣天鼓"。

鸣天鼓是我国流传已久的一种自我按摩保健方法，最早见于邱处机的《颐身集》。原书这样描述："两手掩耳，即以第二指压中指上，用第二指弹脑后两骨作响声，谓之鸣天鼓。"具体做法是：两手掌心紧按两耳外耳道，以第二指压在中指上，用力放下第二指，重弹脑后，耳朵听到击鼓一样的声音。左右各二十四下，两手同弹，一先一后，共四十八声。每天做2～3组，如助眠，可以选择在晚睡前做。中医学认为，肾开窍于耳，肾气足则听觉灵敏；耳通于脑，脑为髓之海，髓海靠肾的精气化生和濡养，肾虚则髓海不足，易致头晕、耳鸣。练习时的掩耳和叩击可对耳产生刺激，因此，可以达到调补肾元、强本固肾的功效，对头晕、健忘、耳鸣等肾虚症状均有一定的辅助防治作用。

第二招：叩齿

牙好，胃口好，身体倍儿棒，吃嘛嘛香。可是，随着饮食的极大丰富，越来越多的朋友却出现了牙齿松动、牙龈萎缩、牙齿发黄、牙疼口臭等问题，甚至做梦都在掉牙。加上工作生活压力较大，精神不振、头脑不清、浑浑噩噩成了常态。可是，1400多年前梁武帝时的医家陶弘景，年过八旬，齿紧完好，身体健壮，他的主要健身方法就是叩齿法，他认为"齿为筋骨之余"，叩齿则会筋骨健壮，精神爽快。

叩齿的方法主要有三，即轻叩、重叩、轻重交替叩。牙齿好者重叩，牙齿不好者宜轻叩或轻重交替叩。早晨醒来后，先不说话，心静神凝，摒弃杂念，全身放松，口唇微闭，双眼轻合，然后使上下牙齿有节奏地互相叩击，铿锵有声，次数不限。刚开始锻炼时，可轻叩20次左右，随着锻炼的不断进展，可逐渐增加叩齿的次数和力度，力度可根据牙齿的健康程度量力而行。"朝暮叩齿三百六，七老八十牙不落"，中医认为，肾生骨髓，肾气实则齿更发长。经常叩齿，能使经络畅通、强肾固精。坚持每天叩齿还可以促进面部血液循环，增加大脑的血液供应，使皱纹减少，起到延缓衰老的作用。

第三招：咽津

身边有些朋友，脸洗干净了，但仍然像蒙了一层灰一样，这就是中医所说的气色晦暗。还有的朋友，习惯性地吐唾沫，长此以往口干舌燥，舌头在嘴里有拉不动的感觉。中医认为，"久唾伤肾"，这些很可能是元气肾精不足的表现。所以，健康美丽不仅是表面功夫，只有气血均衡，脏腑安和，经络通畅，元气肾精充沛，气色才能由内而外地润泽透亮，皮肤自然会变得细腻嫩滑。分享一个自古流传备受推崇的健身术，"赤龙搅海，胎食咽津"。很冷僻？但是很简单，历代养生家、医学家做法大同小异。

用舌头贴着上下牙床、牙龈（牙面外侧）来回搅动，顺时针9次，逆时针9次，左右加起来18次，此为"赤龙搅海"。搅舌后津液渐多，口含津液，用两腮做漱口动作36次。然后将津液分3次缓缓咽下，吞咽时，注意意守丹田，好像把津液送到丹田一样。中医认为，"津液乃人之精气所化"，经常吞咽唾液可以灌溉五脏六腑，滋润肢体肌肤，流通血脉神气，增强消化功能，延缓机体衰老。

第四招：握固

中国古代养生术多源于道家，至今仍广为流传的握固、叩齿、咽津、鸣天鼓四法，被合称为"道家养生四宝"。其中的"握固"是道家养生的常用手式。

具体方法是将大拇指指尖合于无名指的根部，弯曲其余四指，稍稍用力，将大拇指握牢，就像紧握着宝贝一样。握10秒钟左右，休息一下，然后再握，如此反复，每次持续做5分钟。古人认为无名指根部是肝魂关窍之所在，中医学理论也提出"肝主握"。我们看新生儿肝气特别充足，出于自保，往往会本能地紧握拳头以"固魂"。当人的生命结束的那一瞬间，却是"肝魂尽失，撒手而去"。握固有助于安魂定神、收藏精气、补肾强身，可使气血布散，抵御外邪。不拘泥于时间，走路、坐车、闲聊、看电视等手闲下来的时候，随时随地都可以握固。心情烦乱，心悸胆怯，失眠健忘，动动小手来握固，搞定这些困扰！

·小彩蛋：乾隆皇帝十常四勿养生法·

活了88岁的乾隆皇帝，寿命位居中国封建皇帝第一。现代社会，"忙"字常挂在嘴边，很多朋友总觉得压力太大，身心俱疲，可是静心一想，再忙、再累、压力再大，能忙过执政60年的乾隆皇帝吗？乾隆根据自身体会，总结了养生的十六字：吐纳肺腑、活动筋骨、十常四勿、适时进补。其中"十常"为：齿常叩，津常咽，耳常弹，鼻常揉，睛常运，面常搓，足常摩，腹常捋，肢常伸，肛常提。"四勿"为食勿言，卧勿语，饮勿醉，色勿迷。

我们来学习下简单易学的"十常四勿养生法"。

"齿常叩""津常咽"前面已经分享过了。

第三常"耳常弹"：双手搓热，以大鱼际由后向前发力有节奏地向前扫耳郭，这时会听到"擦擦"声。每次20下，每日数次。平常也可以常搓耳朵，以食指贴耳郭内层，拇指贴耳郭外层，不分凹凸高低处，相对捏揉。此法不拘遍数，做1～2分钟，以耳部感到发热为止。

第四常"鼻常揉"：双手食指指腹，在迎香穴点揉3～5下，然后沿着鼻翼两侧向上搓，用力适中，以鼻翼发热为宜。

第五常"眼常动"：经常转动眼球。转动时，轻轻闭上眼睛，顺时针、逆时针转动各7圈，要领是转动要缓慢但是幅度尽量大，只动眼，不动头，然后突然睁开远眺。转完眼球之后，如果感到后颈发酸，按摩颈部的肌肉以及点揉风池穴，酸痛感即会消失，如果睁眼觉得发晕，可以坐着或者躺着做，也可以再放慢速度或者减小眼球转动的幅度。每天可以转 2～3 次。

第六常"面常搓"：双手反复快速搓热，由下至上、由内向外搓面部，也叫干洗脸。手掌热度下降后，再搓热重复上述动作。搓面力度要轻柔，以面部微发热、红润为度。不能没有章法乱搓一气，容易出皱纹。

第七常"足常摩"：也叫搓"涌泉穴"。"涌泉穴"位于足前部凹陷处，第 2、3 趾趾缝纹头端与足跟连线的前 1/3 处。每天泡脚后，以手掌大鱼际、小鱼际或者手心的劳宫穴快速轻擦"涌泉穴"，每侧 5 分钟，以产生温热感为宜。或者用一只脚的脚后跟去搓另外一只脚的涌泉穴。

第八常"腹常旋"，就是摩腹。可以一只手的手掌放在肚脐部，另外一只手叠放在这只手上，便于加强力量，缓慢地顺时针、逆时针各按摩 36 圈以上。

第九常"肢常伸"：就是经常要舒展身体，促进经络疏通。

第十常"肛常提"：提肛，文雅点叫"撮谷道"，是传统的养生之术。"谷道"即肛门，古人将肛门称之为"五谷残渣之泄道"，而"撮"就是肛门收缩上提。"撮谷道"随时随地都可以进行，不受时间、地点、环境的限制，或蹲，或站，或坐，或躺皆可。简单做法是自然站立，沉肩垂肘，双脚与肩同宽，缓缓吸气的同时，前后二阴（会阴部和肛门部）一起收缩上提，如忍大小便状，停留 5 秒钟后慢慢呼气，全身放松，反复操作 3～5 分钟，以小腹部产生温热感为宜，每日 3 次以上。"撮谷道"好似给盆腔做按摩，这种养生方法在使盆腔肌肉得到锻炼的同时，可以防治痔疮、肛裂、脱肛、便秘等症。此外，坚持"撮谷道"对于男性的前列腺炎、前列腺肥大、阳痿、早泄，女性的盆腔炎、月经不调、白带异常、性冷淡等泌尿生殖系统疾患也有很好的防治作用。

"四勿"就是食勿言，卧勿语，饮勿醉，色勿迷。

"十常四勿"非常符合保健养生的道理。别的不说，单酒、色二字，乾隆尊为天子，富有天下，美酒盈仓，佳丽满宫，居然能做到不恋酒、不迷色，能松弛有度和理性把控，实在难能可贵，于是，也就被他摘取了长寿皇帝的桂冠。

至于"饮勿醉""色勿迷"，则更容易理解，沉迷酒色是封建帝王早逝极为常见的原因所在，酒和色，对于男性的伤害最难拒绝，也是最具威胁的，需慎之！

乾隆皇帝的这些养生经验，不需要什么小道具和大场地，简便可行。希望大家坚持应用，必能收到可喜的保健效果。

六味地黄丸是包治肾虚的灵丹妙药吗

细数六味地黄丸家族

专业小知识

九蒸九晒：反复蒸晒中药材的炮制方法，具体做法可不是简单蒸了晒、晒了蒸，反复九遍就可以了，会因药材品种不同而做法不同，主要目的是为了纠正药材的偏性或增强功效，减少毒性。所以最常用的有地黄、黄精、何首乌等，并不是黑芝麻。在这个过程中，会不断加入增强作用或者减轻毒性的辅料，比如常见的何首乌加黑豆汁，地黄加黄酒、砂仁、陈皮等。

1. 六味地黄丸包治肾虚吗

在门诊上，有时会遇到患者来开药，声音压得很低，神神秘秘地说：

"大夫，给我开点六味地黄丸，我可能有点肾虚。"

"大夫，我想壮壮阳，给我开点六味地黄丸。"

"大夫，给我爸妈开点六味地黄丸，上年纪了给他们补补肾。"

"大夫，我腰腿酸痛、掉头发、耳鸣，我网上查过了是肾虚的表现，开点六味地黄丸吃行吗？"

……

STOP（停）！

这不是超市买零食，您想吃就吃，您说来几瓶就几瓶。

六味地黄丸也不是包治肾虚的灵丹妙药，不要自我诊疗后，没有效果，让这个千古名方来背锅，今天我来给它正个名！

本节会跟大家聊一聊六味地黄丸的前世今生，以及庞大的中成药地黄丸家族如何选购。

2. 大名鼎鼎的六味地黄丸居然是儿科药

六味地黄丸很多朋友都不陌生，但你恐怕不知道它原本是儿科用药，关于它的出现，有个小故事我讲给大家听听。

宋代有一位从事儿科诊疗40多年的著名医生钱乙，因为治好了长公主女儿的病，宋神宗授予钱乙翰林医学士的官职，钱乙就开始为皇子看病，医技高超的他从不把治好病的功劳通通包揽自己身上，充分肯定其他医生的功劳，十分谦逊，情商很高，宋神宗很满意，又提拔他任太医丞。任职后，经常有太医署的人来拜访，向他"讨教"。

一天，有位大夫带了一个钱乙开的儿科方子来"讨教"，语气中带着嘲讽问他："钱太医，张仲景医书中所载的八味丸，有地黄、山药、山茱萸、茯苓、泽泻、丹皮、附子、肉桂。你这方子好像少开了两味药，大概方子没记清楚，忘了吧？"

钱乙笑了笑说："没有忘。张仲景这个方子，是给大人用的。小孩子阳气足，我认为可以减去肉桂、附子这两味壮阳助火的药，所以是六味地黄丸，免得孩子吃了太热太燥而流鼻血，您以为如何呢？"

这位大夫听了，恍然大悟："原来如此！钱太医用药灵活，酌情变通，令人佩服！"

钱乙的弟子阎孝忠赶紧把老师的话记载下来，后来编入中医最早的儿科学专著《小儿药证直诀》中。

就这样，钱乙所创制的"地黄丸"，原本是治疗小孩肾阴不足所导致的发育迟缓，比如出牙迟、站立迟、行走迟、头发稀少枯黄、囟门久不闭合、筋骨痿软等问题，流传到今天，成为老少皆宜、众所皆知的著名中成药。而上面那位大夫所提到张仲景医书中所载的八味丸，就是现在知名的金匮肾气丸。

3. 什么是肾阴虚，什么是肾阳虚

很多朋友表示，分不清自己是肾阴虚还是肾阳虚。我来说一下区别。

肾虚可能都会有腰膝酸软、牙齿松动、耳鸣听力下降、须发早白干枯无光泽等症状，除此之外，肾阳虚和肾阴虚各有不同。简单说，肾阴虚就是阴液不足有虚火，肾阳虚就是怕冷明显。

肾阳虚——以畏寒怕冷为主要特征。

从原理上看，肾阳虚是由于上了年纪身体衰弱、慢性病太久了伤阳气、房事过度伤肾阳等原因导致的肾的温煦、气化功能下降的表现。典型表现包括：一是畏寒怕冷，二是面色黧黑或者苍白。除此之外，由于肾阳不足，不能鼓舞精神，人就会出现神疲乏力、精神萎靡；肾虚不能上养清窍，脑窍失养，人就会出现头晕目眩等问题。还可表现为腰膝酸软、小便清长、夜尿增多、排尿无力、尿后余沥不尽、腹胀腹泻、五更泻（早晨起来拉肚子）、性欲减退，男子阳痿早泄、遗精滑精，女子宫寒不孕、带下清稀量多。肾阳虚适合桂附地黄丸或者金匮肾气丸。

肾阴虚——以阴液不足、上"火"为主要特征。

肾阴是一身阴液的根本，阴液对人体起滋养濡润作用，肾阴虚人体得不到阴液的滋润，便会表现出类似上火的症状，诸如口干舌燥、五心（两个手心、两个脚心、一个心口）烦热、两颧发红、口唇红赤、盗汗（多发生于午后和晚上）、大便干结、小便短赤等。肾阴

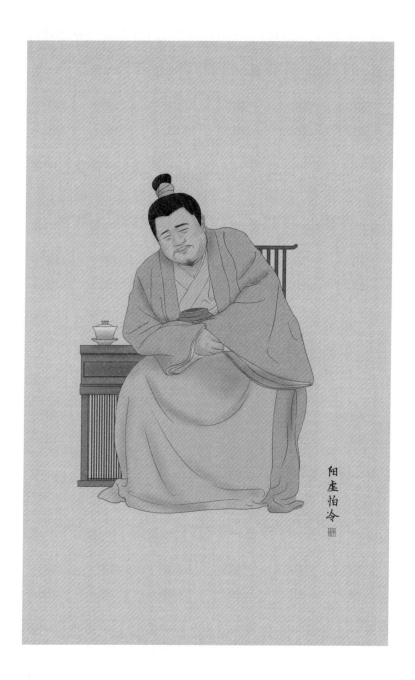

阳虚怕冷

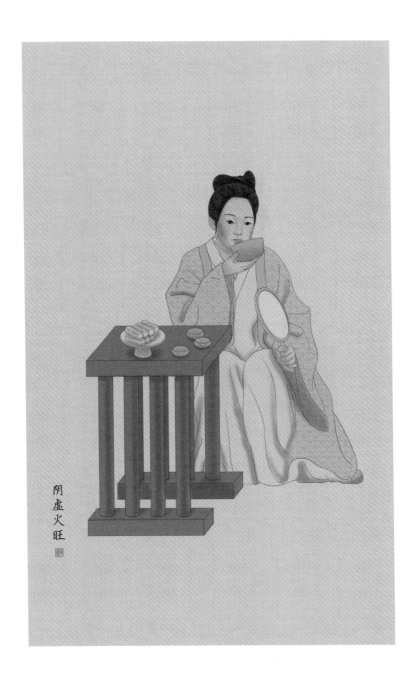

阴虚火旺

亏虚，男人受虚火扰动，便会出现容易勃起但是遗精早泄的问题；女人以血为用，血也属于阴液的一种，阴亏则经血来源不足，便会出现经少、闭经等问题。由于肾"主骨生髓通于脑"，肾阴不足，骨髓得不到濡养，骨髓空虚，脑海便会不足，人就会出现失眠健忘、头昏耳鸣的问题。从体型上看，肾阴虚的人一般形体消瘦。肾阴虚适合六味地黄丸，但是根据症状不同还可以给自己更多升级选择。

小金方：六味地黄丸

六味地黄丸这个小金方，大家应该如雷贯耳，但却不甚了解。

六味地黄丸顾名思义，就是六味药组成的，分别是熟地黄、山萸肉、山药、泽泻、牡丹皮、茯苓。这个方子别看是传统补药，但是却不容易上火，为什么呢？因为六味药三个补的，三个泻的。

其中熟地黄补肾、山萸肉益肝、山药健脾，是补益三药组，称为"三补"。

由于肝肾不足，常有虚火上炎，也就是虚火往上冒，各自配上一个药，一对一专治各种虚火，所以用泽泻泻肾火、用丹皮泻肝火、用茯苓渗脾湿，此为清泄三药组，简称"三泻"。

六药合用，肝、脾、肾三脏阴液不足的情况都能补，补的时候还考虑到清泄虚火，可以说是补泻兼顾，配方非常精妙。

我们来具体看一下六味药，好几个也是药食同源的物品。

熟地黄：顾名思义是把生地黄变"熟"来的。它俩在外观上已经有了明显的变化，生地黄是"土色"，切开后的断面也带着"土"的灰色；而熟地黄则已经完全是黑色，切开后的断面和表面基本没有区别，非常滋润黝黑。因为熟地黄已经被制"熟"了，所以性味从生地黄的"甘凉"变成了"甘温"，功用也从行血活血变成了养血补血，这就很适合调理血虚了，有"补损"之功。所以补血名方四物汤用的

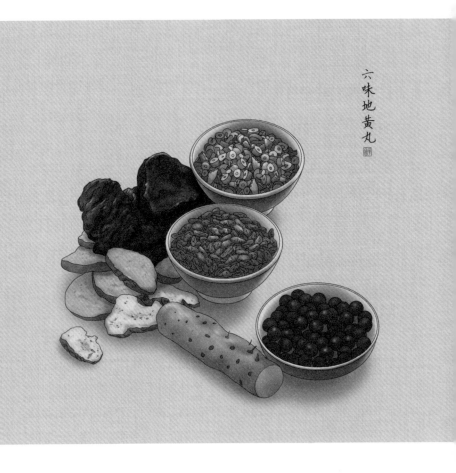

六味地黄丸

是熟地黄，补肾阴的名方六味地黄丸用的也是熟地黄，炖个鸡、煲个汤、做个药膳，一般也用熟地黄。

生地黄变成熟地黄，和"油炸煎炒"都没有关系，也不是用"煮"的方式，而是有其特别的流程与"佐料"。古法制作熟地黄，有"九制"之说，没错，就是鼎鼎大名的九蒸九晒。在我们研究生的社会实践项目中，曾立了一项地黄的九蒸九晒炮制工艺，六个学生利用暑期跟随非遗传人，在河南禹州扎扎实实地呆了40多天，学习并尝试了这个过程，回来都又黑又瘦，但是很兴奋，跟我讲菊花心、九蒸九晒的熟地泡水不会有渣滓等等，我觉得很欣慰，这是非常好的历练。

山萸肉：味酸、涩，性微温，能补益肝肾，涩精止汗。用于肝肾不足的腰酸遗精、头晕目眩、月经过多以及尿频、自汗等症。对于白天经常控制不住自汗的，可以用山萸肉和五味子各 5 克，水煎 10 分钟，代茶饮。

山药：味甘，性平，《本草纲目》概括五大功效"益肾气，健脾胃，止泄痢，化痰涎，润皮毛"。

泽泻有利水消肿，清热除湿的功效。

牡丹皮：味苦辛，性微寒，有清热凉血、活血化瘀、退虚热等功效。

茯苓：是松树下面的菌类的大块根，味甘淡、性平，有利水渗湿、益脾和胃、宁心安神的功效。现代研究发现，所含茯苓酸具有增强免疫力、抗肿瘤以及镇静、降血糖等作用。

5. 大蜜丸和小水丸，我该买哪种丸

选购六味地黄丸或者其他丸药的时候，我们会发现，药店最常见的丸子有两种，一种是大大的蜜丸，一种是小小的水丸。到底买哪种呢？效果是否有差别？

蜜丸和水丸是中药的两种剂型。蜜丸是将药粉用蜂蜜黏合到一起，蜂蜜有润肺止咳、润肠通便的作用，是最传统的剂型。但是血糖高者不能用蜜丸，而且因为比较大，很多朋友表示实在难以下咽。

水丸是将药粉用水或根据处方用黄酒、醋、药汁等为赋形剂经泛制而成的。特点是体积比较小，表面光滑，便于携带和吞服，不容易吸潮。

药物组成都是一样的，大家可以按需选购。

·小彩蛋：庞大的六味地黄丸家族，多些了解，多份选择·

六味地黄丸被钱乙在张仲景八味地黄丸的基础上创制出来以后，后世不断有医生在钱乙的基础上，发挥了一系列的地黄丸，直白地说，六味地黄丸有了好几个"儿子"，而金匮肾气丸又多了好几个"孙子"。

我们去药店看看，地黄丸这个庞大的家族可以摆满一排药柜，究竟如何选择更对症呢？

潮热盗汗、五心烦热、口燥咽干、耳鸣耳聋、腰膝酸软、牙齿松动等，是肾阴虚的典型症状，适合选择六味地黄丸。在这些症状基础上再合并或突出某些特定的症状，可以按照下面的建议选择。

一是口干咽痛、小便短赤等阴虚火旺明显的，改用知柏地黄丸，就是在六味地黄丸基础上增加了知母和黄柏两味滋阴降火的药；但是知母、黄柏性寒，脾虚容易腹泻的朋友要慎用，而且出奇制胜，奏效即可停药，不可常服，以免寒凉伤脾胃。我有一次讲课时，一位六十多岁的老先生，鼻头鼓着一个红红的大痘痘，他说自己肾虚吃着六味地黄丸觉得挺好，但是吃了上火，这么大岁数还跟半大小伙子一样鼻子上顶个大痘痘，好几个月也不下去，真不好意思。我诊了一下他的舌脉，判断是阴虚火旺导致的，嘱咐他改吃知柏地黄丸，等我一周后再去讲课时，老先生挺高兴地又来了，鼻子上的痘痘完全下去了，一点痕迹都没有。

二是眼干眼涩、迎风流泪、视物昏花等症状明显的，改用杞菊地黄丸，就是在六味地黄丸基础上增加了枸杞和菊花两味补精、清肝、明目的药。现代社会，电子产品可谓无处不在，手机、ipad、电视……尤其是手机，睡觉前最后抚摸的，睡起来第一时间问候的，夫妻之间最大的情敌不是别人，正是手机。除了改用杞菊地黄丸，平常还可以用杭白菊、枸杞各5克，沸水冲泡代茶饮，喝之前先用这个茶的温热之药气熏蒸眼睛，睁眼熏蒸，以能耐受为度，时间不必太久，1分钟之内即可。

三是心慌、心悸、胸闷、喘咳、遗精明显的，改用麦味地黄丸，就是在六味地黄丸基础上增加了麦冬和五味子两味养阴生津、敛肺涩精、强心利尿的药。也可以平常用麦冬、五味子各5克，水煎10分钟代茶饮，这种果实类的中药材，沸水冲泡的效果一般。

四是头晕目眩，月经崩漏，或足跟疼痛明显的，改用归芍地黄丸，就是在六味地黄丸基础上增加了当归和白芍两味填精养血柔肝的药。足跟痛很多朋友都遇到过，可以从两个方面考虑，一是跟腱炎，二是肾虚。跟腱炎是实性的，所以表现为红肿热痛，要注意穿平底鞋，拒绝高跟鞋，发作时平躺休息，抬高双脚。肾虚的足跟痛是虚性的，疼痛的感觉是空痛，有个患者形容一脚踩下去，脚跟好像没有肉了，空的，同时可能还伴有腰膝酸软，这种情况要注意停止熬夜、加班等消耗，并注意补肾。

五是耳鸣、耳聋、听力下降明显的，改用耳聋左慈丸，就是在六味地黄丸基础上增加了磁石和竹叶、柴胡三味清心泻火安神、疏肝平肝的药。很多突发的耳鸣耳聋，尤其是可能由生气导致的，伴有肝郁火旺、睡眠不好、血压高的，就适合用耳聋左慈丸。有个患者因为家庭矛盾，突然血压飙升，耳鸣，听别人说话声音很遥远。大家在生活中遇到说话声音特别大，扯着嗓子说，唯恐别人听不见的，要考虑可能是他自己的听力出了问题。这个患者在吃了一个月的中药后，又回家吃了2个月的耳聋左慈丸，加上家庭矛盾也逐渐缓解了，耳鸣、失眠的症状就基本消失了。

六是腰膝酸软，还伴有冷痛、浮肿等，改用桂附地黄丸，就是在六味地黄丸基础上增加了肉桂和附子两味补阳的药，可以兼顾肾阴阳两虚的情况。也可以选择金匮肾气丸，现在药店售卖的基本上是在六味地黄丸基础上增加了桂枝、附子、牛膝和车前子四味，既增加了补肾壮阳的功效，又增加了利水消肿的作用。

中医的随症加减，灵活用方，你感受到了吗？

不过要特别提醒的是，中医有"丸药缓图"的说法。无论是大蜜丸还是小水丸，都具有缓慢释放、作用持久的特点，适合慢性病、预防保健的需要，不像汤药效果那么快捷。我们用六味地黄丸，不能如同这个功利的时代一样，刚吃下几粒，就期待着马上容光焕发、精神大振、返老还童，甚至在床上可以一展雄风，我要遗憾地说：想太多了。肾不是一天两天虚的，补肾也不是一蹴而就的。但是服药之前还是先找中医给个建议，自行选购服用超过 1 个月没有明显疗效，要考虑选错了，不对症。任何药物包括毒副作用不明显的，效果特别好的，也不能在没有医生指导下连续服用超过 3 个月。

（四）

远离心血管疾病

心悸心慌、气短自汗怎么办

源自《医学启源》的生脉饮

专业小知识

1.心悸：中医病证名，因为各种原因引起的心慌不安，心跳剧烈，不能自主的一种表现。类似于现代医学的心律失常。

2.自汗：中医病证名，因为各种原因引起的不能控制的白天出汗，一活动更加严重的一种表现。当然要与青少年身体比较健壮、体育活动以后正常的满头大汗区分开。

1. 不是心动，就是心悸

亲爱的朋友，当你突然不能控制地脸红，大脑充血，脑袋发懵，心跳加速，无法呼吸，全身有触电的感觉或者松软无力，可能会出一点汗，也许那个让你心动的他／她正含情脉脉地望着你，或者你所处的地方环境气压太低。如果不是，这叫心慌、心悸、气短、自汗，可能是心气、心阴不足的表现，需要调理！

我跟大家聊聊这组常见的症状，推荐一个小金方，以及小金方中用到的人参与党参、西洋参有什么区别，平常应如何使用，最后教给大家一个心脑血管保健要穴。

2. 中医的心不等于西医的"heart"

有一种心跳，叫怦然心动；

有一种默契，叫心照不宣；

有一种感觉，叫心有灵犀；

有一种共鸣，叫心心相印……

有朋友要说了，国老师别念诗了，说正事！

我就是在说正事啊！句句有主题，就是五脏六腑的君主"心"。可是现代科学说了，脑主思维，那这些成语要不要改成怦然"脑"动、"脑"照不宣、"脑"有灵犀、"脑脑"相印呢？不相信中医的人提出，中医不科学，什么年代了，还心主神明。不要忘了，是现代医学传入中国时，将那个怦怦跳动的 heart 翻译成了心，鸠占鹊巢，中医的心从古至今一直指的是包括心脏在内的心系统，不单指某个具体脏器，比如说心火旺，是心脏着大火了吗？肯定不是。我们要正确区分中西医名词。

心系统包括什么呢？比如说：

心在液为汗，人身上要出很多体液，眼泪、鼻涕、小便、汗等，中医认为，汗为心之液，所以汗多的时候中医经常从清心火入手。

心开窍于舌，舌为心之苗。舌尖发红，一上火就爱走嘴角，烂口角，长口腔溃疡，是心火的表现，可以吃莲子心、苦菜、苦瓜、苦菊等清心火的物品，或者用淡竹叶 3 ～ 5 克，或者用栀子 3 克沸水冲泡代茶饮。中成药可以选用黄连上清丸、牛黄上清丸，顾名思义，上清是清心火的。但是不因为上火导致的反复口腔溃疡要考虑是虚火的情况，不建议用苦寒的物品。可以用滋阴清虚火的方式，比如用莲子百合银耳羹，或者吴茱萸 5 克研末白醋调匀，晚睡前贴敷在脚底的涌泉穴，第二天早上揭下，有利于引虚火下行，解决长期反复的口腔溃疡。

3. 为什么会心悸心慌？心虚的不同表现

这里的心虚可不是做了什么亏心事！而是心气虚和心阴虚。

心气虚是指心气不足，平时有心悸心慌、胸闷气短、活动后症状加重以及自汗的症状。

心阴虚是指心阴血不足，不能濡养心脏，主要表现为胸口、足心、手心发热，咽干，失眠，心慌心跳，舌头发红等。

 小金方：清宫帝后救命药——生脉散

在没有输血、吸氧、输液，以及人工呼吸、心脏复苏等现代医学急救手段的古代社会，医生会采取传统的中医疗法进行急救。生脉散就是清宫皇帝后妃在生命垂危、弥留之际的救命药。在《清宫医案》里面记载，乾隆、同治、光绪、恭亲王临终前都用了此方。

如此神奇的救命药，是不是很复杂、很进补、很金贵？并不是！

生脉饮原方来自金元时期名医张元素的《医学启源》，由人参、麦冬、五味子三味药组成。人参大补元气，麦冬养阴清热，五味子敛汗生津，三药合用，一补，一清，一敛，共同发挥益气生津、敛阴止汗的作用。近年来，药理研究发现，生脉饮具有增加冠脉血流量，抗心肌缺血，调整心肌代谢，降低心肌耗氧量，保护心肌细胞，改善微循环，抗休克，抗心律失常，降低血液黏度等作用。

三伏天是一年内气温最高、湿度最大的季节，极易耗气伤津，发生头晕、心悸、气短、口渴、汗多、食欲不佳、倦怠乏力等气阴两虚的症状。很多朋友都会自备生脉饮调理甚至救急。

由于生脉饮的药味比较少，炮制也简单，所以，我们除了购买成品，还可以自制代茶饮。古方中，三个药的用量分别是：人参五分，麦冬五分，五味子七粒。金元时期的五分相当于现在的 1.8 克左右，这

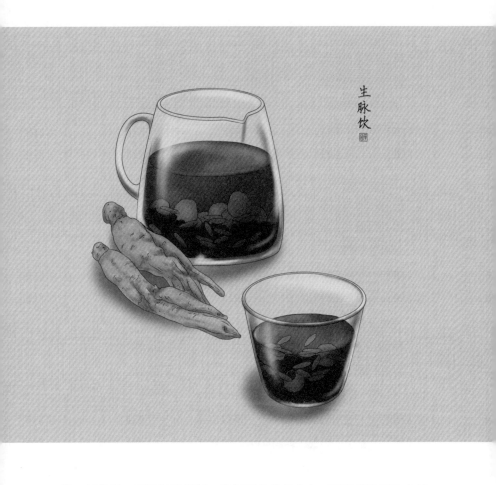

是一剂的量，可见剂量很轻。我们不必求多求大，可以就按照这个剂量泡茶饮用，当然用杯子闷泡或养生壶煎煮半小时以上效果就更好了。

但有些地方，比如广东、海南等地的或者容易上火的朋友，就不适合用人参，可以改用西洋参。这是因为这些地方的人体质偏湿热，再吃性温的人参容易上火。

麦冬在《神农本草经》中就被列为上品，外号"不死草"，性微寒，味微苦、甘，有养阴生津、润肺清心的功效，临床上主要适用于肺燥干咳、津伤口渴、心烦失眠以及肠燥便秘等疾病症状的治疗。具体来说，有以下几个方面的功用：

第一，养阴润肺。麦冬的养阴功效很突出，对于日常熬夜或是内火所致的口干舌燥以及心悸失眠等阴虚症状，可以用麦冬和北沙参各5克，保温杯闷泡20分钟后饮用，有一定的缓解作用。

第二，降低血糖。麦冬能调节体内胰岛素的分泌，促进体内肝糖原的合成，起到降血糖作用，是糖尿病患者的福音。

第三，保护心血管。麦冬具有加强心肌收缩力，扩大冠脉血流量的作用，因而具有一定的抗心肌缺血、抗心律失常和降压作用，可预防心脑血管疾病。

第四，增强免疫力。麦冬中的麦冬多糖可增加免疫细胞数量，在提高机体的免疫力方面起到促进作用。

五味子又有什么作用呢?

"五味"就是酸、苦、甘、辛、咸。五味子的皮肉甜中带酸，核辣微苦，皮肉及核中都有咸味，因此五味俱全，故名"五味子"。五味子有南北之分，南五味子红，北五味子黑，用来滋补，色黑的北五味子效果更强。五味子五行皆备、五味俱全，所以可养五脏。它还有一个功效比较突出，就是固涩收敛。补的气就不会乱跑，不会往外跑。

人参自古以来有"百草之王"的美誉，也是无病提神、有病治病、濒死救命的"神药"，是大补元气、培元固本的上品。有的朋友却说了，我气虚想吃人参，但是不知如何下手下口，今天我分享下人参的几种吃法。

第一，切片含。将人参切成薄片，每次取1～2片放入口中含服，至参片味淡或无味后嚼服咽下，补气提神，适用于需要进补强身的健康人群。

第二种，泡酒。人参酒是滋补佳品。取人参约10克，切成小块或片，放入 1000 毫升白酒中浸泡。一般浸泡 4 ～ 5 周即可饮用，浸泡过程中，每周可振动搅拌 1 ～ 2 次。每次可饮 10 ～ 15 毫升，但酒精过敏者或肝病患者不宜服用，用酒浸泡适用于参须等不太贵重的部分。泡药材用的酒一般用 50 度以上的高度粮食酒，也就是白酒。

第三种，煲汤，比如煲鸡汤。

用老母鸡 1 只，去内脏洗净。将人参 5 ～ 10 克、新会陈皮 10 克、砂仁 5 克，放入鸡腹腔内，用线扎好，盛砂锅内，加水适量，用文火慢煲至肉熟汤浓，饮汤食肉。对久病虚损、产后气血不足、各类贫血症以及某些造血机能不足的问题都有良好的防治作用。

第四种，研粉吞服。将人参磨成细粉，每日吞服；或用开水冲服，用量视体质而定，一般每日服 1 ～ 2 克。此法多用于比较名贵的人参，如野山参。

第五种，隔水蒸。将人参切成片或小段，放入瓷碗中，加入清水后盖上盖子，将瓷碗放入预先加好冷水的锅内。用文火隔水蒸煮 1 小时左右 (注意不要把水烧干)，待温后，饮碗中参汁。此法能将人参反复蒸煮 3 ～ 5 次，在蒸煮参汤时可加入其他补品，如红枣、桂圆、冰糖、枸杞、百合等。

但是，中医有句话叫"人参杀人无过，大黄救命无功"，本为了强身健体，却误了卿卿性命，得不偿失，人参有几个注意事项一定要注意。

第一，对人参不能耐受或者过敏者不可使用，这是总原则。

第二，人参作为食疗补益时用量不可过大，根据人参品质、人的体质不同，每人每天 1 ～ 2 克即可。

如果拿不准是否适合自己或希望加大用量，最好找中医师咨询下。未经指导，长期滥用人参，会出现兴奋失眠、血压升高、皮肤红疹、烦热焦躁等症状，这就是"人参滥用综合征"。不要小看这个问题，曾有因大量服用人参而致盲、致死的案例。体质比较强壮的年轻人尤其要注意。

第三，坚持从小剂量开始应用的原则，循序渐进，逐渐增加剂量，让身体有个适应过程，这样可以减少上火、鼻出血等症状的发生。

第四，当患急性病，比如外感、发烧、急性传染性疾病等，或者阴虚火旺的朋友都不可服用人参。

第五，服用人参时，要忌萝卜、浓茶，以免减弱人参的作用。萝卜的下气破气功效会降低人参的补气作用。茶叶含有咖啡因等物质，与人参同用很容易导致失眠。

第六，高血压患者应当慎用人参，以免引起血压的波动或升高。

·小彩蛋：聊聊参家族·

人参、红参、高丽参是一家子，不用怀疑。

刚从参田采收还没有晾干的人参叫水参。人工栽培的有园参和移山参，就是地里种植的和移植到山里去种植的。野生环境自然生长的有野山参和林下参。晒干切片的叫生晒参。

高丽参和红参其实都是人参水参加工而成，只不过高丽参的原料是朝鲜半岛产的水参，而中国红参的原料是东北地区产的水参。再就是加工方法不同，红参为蒸过之后再烘干切片的。高丽参在蒸制过程中，又增加了一些其他药物来降低参的燥热之性，所以我们看到韩剧中喝红参液像我们喝牛奶一样，好像也不上火。

人参和西洋参则是很多朋友养生的必备品，两种都是补虚的良药，但差别还是比较大的。

人参味甘温补，可以大补元气、生津止渴、安神益智。具体来说就是增强记忆力、调节神经系统、改善免疫力、改善内分泌环境和新陈代谢、改善心血管环境的作用。此外，现代医学研究中还将人参用于抗肿瘤的辅

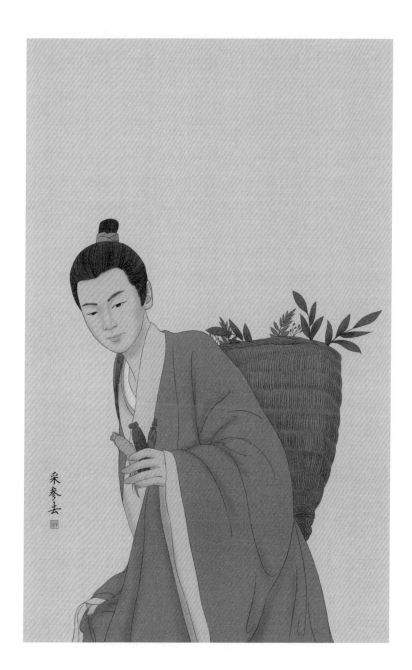

采参去

助治疗，有一定的作用。所以平时需要大量用脑，或神经衰弱、体虚多病、大病初愈、术后恢复、免疫力低下、抗肿瘤等，都可以用人参补益。

西洋参从名字来看，就是个舶来品，西洋参原产自美国、加拿大等地，20世纪60年代才逐渐引入我国种植。

一般西洋参的个头较人参短小，清香之气更加浓郁。中医理论中认为西洋参虽有补气之功，但最大的作用还是养阴，这是与人参功效本质的区别。西洋参补气养阴、清热生津，虽然有人参那般的补气之效，但功力远远不及，其生津止渴、清热养阴的作用更好。简单来说就是人参可以补气助火，西洋参则是滋阴去火。

西洋参长于生津止渴、清热去火，能补肺气，养肺阴，像一些因火热伤肺引起的咳喘气短、痰中带血等就可以选择用西洋参来补气养阴，如果用人参的话则虽能补气，但更益火源。

现代药理学研究发现，西洋参主要有提高免疫力、抗心肌缺血、抗疲劳、抗血栓、抗病毒、镇静催眠等作用，此外还有一定的降血脂、降血糖、抗氧化作用，对一般人养生保健更适合。

总的来讲，人参和西洋参都是养生治病的良药。人参长于补气，是大补元气的良药，但补益太过难免助火；西洋参则最宜养阴，补气滋阴更适合养生。

当然，作为中药材，是否适合自己最好咨询专业中医师，切勿盲目乱服，适合的才是最好的。

如何清理血管堆积的瘀毒废物

受《本草纲目》启发的三七方

专业小知识

血瘀：我们经常听到"气血"这个词，气看不见、摸不着，比较抽象，血是实实在在的东西，就是血液。什么是瘀？就是堵塞在某个地方了，长时间不疏通，容易演变成各种肿块、结节、增生、肌瘤等。所以，如果有血瘀倾向，建议大家赶紧想办法调理，预防其向心脑血管或者肿瘤等疾病方向演变。

1. 血管怎么就堵了

有装修经验的朋友都知道，家里装修什么最重要？是水电这些隐蔽工程，而不是刮腻子擦粉这些面子工程，因为一旦出现装在墙里面的水电问题，就牵一发而动全身，安全隐患令人揪心。刚乔迁新居的朋友没有感受，住老房子的朋友都知道，下水道堵了是非常闹心的事情，要定时或专门请人上门来疏通。有一次，我正巧碰到一个师傅在我家通下水道，他说的几句话吸引了我。

师傅一边干活一边说："这老房子的下水道，设计不合理。上年头了，也有自然老化，堵塞是正常的。但是我通好了，平常再多注意点，别总往里面倒废油、热水、各种乱七八糟的垃圾，三两年没问题。现在很多新房子用不了十年八载，三五年也堵了，就是瞎造的！"

这师傅的话，简直跟大夫对血瘀患者的告诫有异曲同工之妙。

其实，血管和下水管有共同之处，第一都不能随便倒油，饮食上少油脂，防治管壁沉积污垢；第二都会老化，所以要好好用，省着用。

2．如何自我排查体内是否有瘀血

中医认为"有诸内必形诸外"，就是说身体内在的问题一定可以从外表找到蛛丝马迹。我带大家用眼睛来找找瘀血的信号。

第一，舌下络脉怒张。看中医的时候都会伸出舌头来看舌，有的大夫还会让翻上去，看看舌头下面，看什么呢？就是看舌下络脉。舌下络脉在舌系带的两侧，是两条静静流淌的静脉，正常情况下隐约可见或完全看不出来，但是当身体有瘀滞时，气血循环不畅，舌下就会青筋怒张，同时伴有舌头偏紫黯有瘀斑等。年轻女性多提示月经颜色紫黯血块较多，或容易痛经；老年朋友如果有肿瘤家族史，需要关注自身有无报警信号（年龄大于45周岁、大便发黑、体重骤减、吞咽困难、恶性贫血、咯血等），或者有心脑血管家族史，都要及时体检以便尽早预防和就医。

第二，有瘀血的人，嘴唇颜色会深，脸色晦暗（好像没洗脸一样），容易有黑眼圈和长斑。比如面颊的黄褐斑为什么经常在产后出现呢，产后经常因为家庭琐事生气郁闷，运动又少，气滞血瘀了，所以出现黄褐斑，也叫肝斑。

第三，局部疼痛。瘀血疼痛很有特点，为刺痛，就像身体磕碰了一块淤青，你去按一下那种疼痛感。血瘀在哪里，就疼在哪里。比如女性因为瘀血导致的痛经，跟气血不足的痛经那种隐隐的、绵绵的疼痛感就不一样。

第四，皮肤会干。越到冬天皮肤越干，一块一块地起皮，没有光泽。很多女性一到冬天腿上皮肤像鱼鳞一样，中医管这个叫"肌肤甲错"，像铠甲一样错落有致。美容院会建议皮肤补水，这不是解决问题的根本方法，应该由内而外地调理，活血化瘀，让气血津液能够运送到体表去滋养。

血瘀还有个表现，可能会让很多朋友大跌眼镜，就是手脚发凉、怕冷、月经量少、面黄肌瘦，怎么看怎么像营养不良，怎么看怎么像气血不足，但这些人偏偏是吃得好、穿得好，住得也不差的中上等生活水准的人，这叫"高雅的痛苦病"，去医院检查吧，有的医生说你缺铁了、缺锌了，买了一堆药回家，吃了一段时间，结果还是缺，还是"虚"，这是为什么？注意了，你很可能不是"缺"，而是"堵"了。气血瘀滞了，所以不能到达四肢末端也就是手脚，营养也不能随着畅通的气血运送到体表也就是肌肤，因此从外面看起来好像身体这个大家庭有点贫瘠，没有本儿，其实不是没有，是像财不外漏一样没露出来！

3. 为什么会血瘀

我们把血管比喻成道路，血液是在里面通行的车辆，血液瘀滞了，就好比堵车了。

在一个城市里同样多车的情况下什么时候会堵车？路窄、车开得慢，或者有事故的时候！

对于血管来说，路窄就好比血管中堆积的油脂斑块太多，管壁狭窄；车开得慢可能有两种情况，一是超载，二是车破，超载好比血液循环流动时携带的瘀毒废物多，负荷太重减慢速度，车破好比别人的血流动起来是跑车开足马力，气虚的朋友是拖拉机还没有油；有事故呢，好比是一个地方血管栓塞了，得了，整条马路上的车都开不起来了，堵那里了。

生活中的哪些不良习惯和行为会导致血瘀呢？

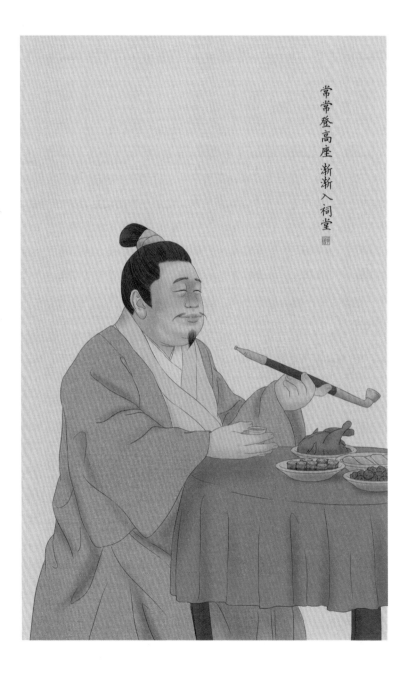

常常登高座 渐渐入祠堂

第一，长期不运动，血管内的垃圾会逐渐累积，形成粥样硬化斑块这个"不定时炸弹"，不但影响到毛细血管供血，并且随时可能被引爆。

第二，常在外面应酬，餐馆里的菜肴多用"高油、高盐、高糖"和"浓油赤酱"炮制出来，导致血管里的脂肪越来越多，容易将血管堵塞。

第三，吸烟是导致血管发生故障的元凶之一，哪怕你身体再好，一天两包烟，也肯定会给血管留毒，让它一天天脆弱下去。

第四，研究证实，精神压力可引起血管内膜收缩，加速血管老化，增加心源性猝死的风险。

第五，受寒导致瘀血，比如空调吹得很冷，大冬天穿裙子、穿一双单皮鞋等等。因为血液是液体，热了才能通畅，冷了容易不通畅，所以会有瘀血出现。这个问题是现代人的生活方式问题。

人体就像一棵大树，血管如同根系，它们保持年轻，人才能永葆活力。近年来越来越多的人死于心脑血管疾病，而且心脑血管疾病越来越趋于年轻化，很多人可能外表是 30 岁，可是体内血管已经 60 岁了。这个一定要引起重视。

 小金方："金不换"三七

今天要推荐给血瘀朋友的小金方是一味中药，《本草纲目》称其为"金不换"，道地产区在云南文山，近些年火遍养生界，原来天天吃阿司匹林的朋友已经开始吃它了，相信您已经猜出来了，就是三七。

那么三七到底是不是人人适宜？到底有什么神奇的作用呢？

首先，三七生熟有异，四个字概括就是"生活熟补"。

服用生三七可以活血化瘀，消肿止痛，治疗跌打损伤。服用熟三七，可以益气养血，强身健体。但一般用生三七比较多，因为现代虚的人少，身体瘀堵的人多，生三七能活血化瘀，担当"血管清道夫"的角色，让气血运行更畅通，预防高血脂、高血压、中风、心肌梗死、脑梗死等心脑血管疾病，不然如果气血是瘀堵状态，越补越堵。保健使用量不可过大，每天1克其实足够了，早晚各0.5克，温水送服，或者装胶囊服用。

第二，三七能治疗跌打损伤，被李时珍称为"军中金疮要药"，是古代军队必备药品。

日常生活中，如果外伤流血，可以用三七粉适量，直接撒到伤口上，可以快速止血止痛，好得快且不留疤。如果扭伤撞伤等，可以服用生三七粉1克，每天3次，连用一周，可以消肿止痛，化瘀血，防止内脏损伤。刚生完孩子的产妇也是有损伤的，可以在恶露未尽时每天服用1克生三七，可以加快恢复，促进恶露排出，不留瘀血。恶露停止，可以改用每天1克熟三七，疏通经络，益气养血。

第三，三七是一个很有意思的药，它既能活血，又能止血，有"活血不破血，止血不留瘀"的美誉。

本来两个对立的功效同时兼备，是不是中医又自说自话了？现代药理研究已经证实，三七中含有的三七氨酚类物质可以止血，含有的三七皂苷类物质可以活血。日常生活中，出现的一些不太严重的出血情况，比如咳血、鼻出血、痔疮出血等，或者月经出血量大淋沥不尽，可以用生三七粉1克，每天3次温开水冲服。

第四，对三七过敏的朋友和孕妇禁用，血热出血、气虚出血者都不适合用三七。

我们都很熟悉的篮球巨星姚明也曾用三七食疗。姚明曾因受伤出现胫骨骨裂的迹象，为了促进其愈合，营养师为他定制了用三七炖肉鸽的食疗配方，姚明的骨伤很快就痊愈了。

三七炖肉鸽的做法是用三七 10 克，当归 10 克，肉鸽 1 只，生姜、胡椒、食盐适量备用，将上述材料一同放入砂锅内炖至熟烂，吃肉喝汤，每天一次，连吃 7～10 天。

还有一味治疗妇科崩漏的经典药膳方叫三七鸡，原料为三七 10 克，鸡肉 250 克。将三七敲碎，与鸡肉一起加水适量，隔水蒸炖两小时，加盐少许即可。每天吃一次，分两次吃完。有活血化瘀、止血止崩的功效，适合崩漏、出血过多的患者。

要特别提醒注意的是，土三七与三七一字之差，但不是一家子，千万不要认为是野生的三七，功效和安全性都有区别。

第一，科属和分布不同。

三七是五加科植物的干燥根，七分喜阴，三分喜阳，天性娇贵，不耐寒暑，主要生产于云南文山地区，其他地方虽然也有种植，但量很少。土三七是景天科植物，喜阳，耐旱耐盐碱，生命力很强，在全国各部分地区都有分布。

第二，口感不同。三七没有辛辣、酸麻等味道，入口很苦，但马上回甜，苦味在口里停留的时间不长，所谓"到口不到喉"。而土三七甜中带点苦和酸，过量误食会造成肝损伤。

第三，三七生熟有异，四个字概括就是"生活熟补"，上面说过了。

而土三七也有止血散瘀、消肿止痛、清热解毒的作用，但是有毒，不可在没有医生指导下自己使用。当然，长期使用三七来养生保健最好也要咨询中医师。

·小彩蛋：心脑血管保健要穴——内关穴·

大家知道有瘀血最怕在哪儿吗？心脏。心脏出问题，倒在地上的这个

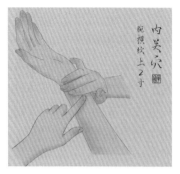

人就可能猝死，在生活中这种例子随处可见，有在地铁上，有在飞机上，有快递小哥，有待产孕妇，只要心血管有瘀堵，猝死往往猝不及防。所以我带来的彩蛋是一个心脑血管保健的要穴——内关穴。

我们的身体有一套完整的免疫系统，外界邪气要想入侵，就必须冲过重重关卡。而手厥阴心包经上的内关穴就是守护人体"内城"，尤其是"心"的重要关口。

内关穴在握拳时手臂内侧两条筋中间，腕横纹上两寸。取穴时可以将另外一只手3个手指头并拢，无名指放在腕横纹上，食指和手腕交叉点中间就是内关穴。可以用缓慢深入的点按或者按揉手法，两手交替进行，每侧3～5分钟。每分钟频率为40～50次，每天3～5次。

经常按压内关穴能宁心安神、理气解郁、缓急止痛、降逆止呕等。日常有以下几个妙用：

第一，内关穴是防治心血管问题的首选穴位，对心痛、胸闷、心动过速及过缓、心律不齐、冠心病、心绞痛都有很好的效果。刺激内关穴对心血管问题有双向调节作用，也就是说在心跳过快时能使心跳减慢至正常，心跳过慢时能振奋使其加快至正常。坚持一段时间，憋闷、心烦、心悸等症状会感觉明显减轻。当心绞痛、心律失常发作时，用力不停点按内关穴，每次三分钟，间歇一分钟，也可迅速止痛或调整心率，起到急救作用。曾经有个研究生在高铁上没有对症药物的情况下，用针刺内关等穴位救治了一名心绞痛发作的老先生，我们还收到了老先生家人的感谢信。

第二，内关专治各种"想不通"。"忧思则气结"，有的朋友长时间忧郁多虑，气就会聚结。气聚结之后就会阻滞血脉，心脉被阻滞就会心痛，胞宫血脉被阻滞月经就不畅，全身血脉经络轻度阻滞则会全身不适，所以说"郁致百病"。临床上，很多针灸大夫一看到眉毛拧着、脸皱巴着、浑身不舒服，又查不出什么具体毛病的患者，首选扎内关穴，里面开关打开了，郁结就散了，患者有时候扎针一次就感到胸闷缓解，心都敞亮了。所以，心事比较重、敏感容易想不开的朋友，平常可以常按揉下内关穴，你会发现内关穴处紧聚在一起的两根肌腱慢慢会变得放松并分开排列，这时候，郁闷就差不多纾解了，全身不舒服的症状也大大减轻或缓解了。

第三，安抚肠胃。比如有些朋友突然打嗝，怎么也止不住，这时就可以用内关搭配外关穴的方式来缓解。用拇指按压内关穴，同时用食指按压外关穴，用一按一放的方式，一般1～2分钟即可停止打嗝。其间均匀呼吸，不要说话，不要憋气，力度以感觉到有一种酸麻胀感一直向腋窝传导为佳，左右手可轮换按压。

第四，缓解晕车。内关还可以止呕，呕吐和打嗝一样，中医认为都属于"胃气上逆"，浊气上泛，所以恶心呕吐、呃逆，或者晕车反胃等问题都可以按揉内关穴来缓解。

最后，记住了，告别血瘀，一定要"管住嘴、迈开腿"，不然"常常登雅座，渐渐入祠堂"。

（五）

拿什么来保护你，我的肝

眼干、眼涩、眼疲劳、眼睛上火怎么办

受《本草求真》启发的菊花枸杞决明子茶

专业小知识

肝开窍于目：中医认为，肝藏血，开窍于目，人能看见和看清楚东西，依赖肝气疏泄和肝血滋养，过度使用会耗气伤血，出现眼干眼涩、视物不清、头晕眼花、脸色苍白等症状。

1. 保温杯里泡枸杞是个什么梗

"人到中年不得已，保温杯里泡枸杞"，从"油腻中年人"到"佛系 90 后"，有一个组合成为养生的标配，那就是保温杯 + 枸杞，甚至还诞生了"朋克养生法"，孕育了一批养生"新姿势"，比如左手拿着保温杯，右手举着高脚杯；敷最贵的面膜，熬最长的夜；想吃薯片，为了健康，选择了黄瓜味的；穿着破洞牛仔裤，露着纤细小脚腕、穿着露脐小短装，里面贴着无数个"暖宝宝"；喝冷饮吃冰淇淋，嘴里多含一会就好了；吃着火锅怕上火，喝点凉茶就好了；啤酒里加枸杞，威士忌里泡人参，咖啡里加点安神剂；熬夜对身体不好，那就只通宵不熬夜……

这里面有你的影子吗？

或者你觉得这只是调侃？

NO（不）！我曾经发过朋友圈，结果赢得"90 后"学生的一致

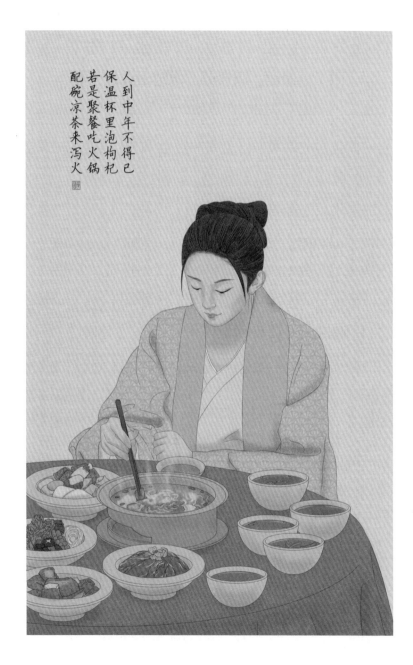

人到中年不得已
保温杯里泡枸杞
若是聚餐吃火锅
配碗凉茶来泻火

认可，这正在成为年轻一代"一边作死一边自救"的生活方式。

　　说到生活方式，有一样东西正在影响着我们的生活，甚至成为很多夫妻的"小三"，那就是手机等电子产品，随之而来的赠品有眼干、眼涩、眼红、眼疲劳，每个人的眼睛好像都泛着蓝光，今天我们就来聊一聊到底什么能拯救你的"心灵之窗"！保温杯里的那把枸杞管用吗？要不要配点啥？

2. 眼睛问题与五脏都相关，当然主要还是肝

　　《黄帝内经》说："五脏六腑之精气，皆上注于目而为之精。"这是从整体的角度认识眼与脏腑的关系，说明五脏六腑皆与眼有关。

　　五轮学说将眼部组织分为胞睑、两眦、白睛、黑睛、瞳神五部分，分别与脾、心、肺、肝、肾五脏相联属，称之为肉轮、血轮、气轮、风轮、水轮。

　　肉轮部位指上下胞睑，分属于脾，脾主肌肉，故称肉轮。因此眼睑浮肿、眼皮下垂要考虑脾胃的问题。

　　血轮部位指内外眼角及眼角部的血络，内应于心，心主血，故称血轮。心与小肠相表里，故内外眼角的生理病理与心、小肠有关，一些心火旺的朋友不仅烂嘴角还烂眼角，还会经常伴有小便的短赤。

　　气轮部位指白睛，分属于肺，肺主气，称之为气轮。肺与大肠相表里，故白睛的生理病理与肺、大肠有关。感冒侵犯到肺为什么会白睛发红就是这个道理。

　　风轮部位指黑睛，由肝所主，肝主风，故称风轮。肝与胆相表里，所以黑睛的生理病理与肝胆有关。临床上黄仁的病变与肝胆有关。

　　水轮部位是指瞳神，内应于肾，肾主水，故称水轮。肾与膀胱相表里，故认为瞳神的生理病理与肾、膀胱有关。所以上了年纪肾虚了会视物昏花。

但是，总归来说，肝开窍于目，眼睛与肝的关系是最为密切的。

 小金方：浓酽杞菊决明茶

今天要推荐的小金方是浓酽杞菊决明茶。

取名"浓酽"，隔着书大家都感受到这款茶醇厚的温度了吧。

准备炒决明子 6 克，杭白菊 5 克，枸杞子 5 克。小小的如同咖啡豆一样的决明子洗净后，先加水大火烧开，转小火煮 5 分钟，或者直接用家中的电水壶开 2 ～ 3 沸，待完全溶化即可。用煮化决明子的水闷泡杭白菊、枸杞 5 分钟后，代茶频饮。第一次喝这种颜色口感的枸杞决明菊花茶吧，一点小改变，效果大不同，中药代茶饮，小茶杯，大学问。

菊花茶是老少咸宜又价格公道的一款药茶了。常用茶菊杭白菊、胎菊、贡菊的区别前面已经讲过了。《本草纲目》有一句话，对菊花评价得很全面："春生夏茂，秋花冬实，饱经霜露，备受四时之气，叶枯不落，花槁不谢。其苗可蔬，其花可啖，根实可药，囊之可枕，酿之可饮，自本至末，罔不有功。"经历了一年四季的风霜雪雨，菊花，这个疏散风热、清肝明目的药茶，值得你的关注。

这个小药茶里面第二味药是枸杞子，它又叫"却老子"。一听这名字，就知道能抗老防衰。传说古代有人在路上看到一个妙龄少女，正在追打一个年约八九十岁的老人，路人很奇怪也很气愤，就问这个少女："你为什么要打这个老人？"

少女说："我打我曾孙子，他不肯吃祖传之药，导致老得都不能走路，看不清楚东西了，所以我要处罚他。"

路人吃惊地问："您多大岁数了？"

少女说："我 372 岁了。"

路人又问："你这么年轻，到底吃了什么神仙药物？"

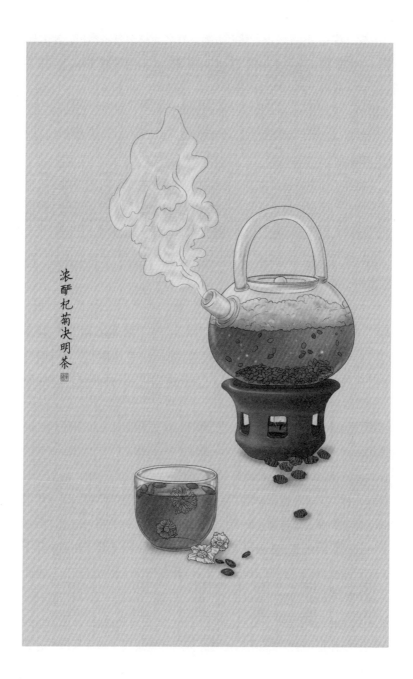

浓酽杞菊决明茶

少女说："药唯一也，然有五名。春名天精，夏名枸杞，秋名地骨，冬名仙仗，亦名王母仗。以四时采服之，命与天地齐寿。"

这个故事，具有明显的传奇色彩。故事中300余岁的女子可能是虚构的，无法考证。但枸杞子润肺养肝滋肾、抗氧化、抗疲劳、保肝、提高免疫力、延缓衰老的功效却在历代和现代研究中都有明确的记载和验证。

在购买枸杞时，尽量不要去挑选颜色太鲜艳的，可能是硫黄熏制之后得出的颜色。最出名的是宁夏枸杞，味道甘甜，药性最好。枸杞的用量因人而异，一般一人一天吃10到15粒就可以了。

决明子又名"还瞳子"，是应用最早的眼科药，能清肝明目、润肠通便、保肝降"三高"。

关于决明子还有个小故事，从前，有个老秀才，还不到六十岁就得了眼病，看东西看不清，走路拄拐杖，人们都叫他"瞎秀才"。有一天，一个南方药商从他家门前经过，见门前有几棵野草，就问这个草苗卖不卖？老秀才反过来问："你给多少钱？"药商说："你要多少钱我就给多少钱。"老秀才心想：这几棵草还挺值钱，就说："俺不卖。"药商见他不卖就走了。过了两日，南方药商又来了，还是要买那几棵草。这时瞎秀才门前的草已经长到三尺多高，茎上已经开满了金黄色的花，老秀才见药商又来买，觉得这草一定有价值，还是舍不得卖。秋天，这几棵野草结了菱形、灰绿色有光亮的草籽。老秀才一闻草籽味挺香，觉得准是好药，就抓了一小把，每天用它泡水喝，日子一长，眼病好了，走路也不拄拐杖了。又过了一个月，药商第三次来买野草。见没了野草，问老秀才："野草你卖了？""没有。"老秀才就把野草籽能治眼病的事说了一遍。药商听后说："这草籽是良药，要不我为何三次来买。它叫'决明子'，又叫'草决明'，能治各种眼病，长服能明目。"以后，老秀才因为常饮决明子泡的茶，一直到八十多岁还眼明体健，曾吟诗一首："愚翁八十目不瞑，日数蝇头夜点星，并非生得好眼力，只缘长年饮决明。"

前段时间，我带孩子去游乐场玩，发现原本装满沙子的沙池居然变成了满池的决明子，赶紧拍了一张图发了朋友圈盛赞商家，结果有朋友留言告诉我：国老师，这"决明子"是塑料的，别让孩子吃了。我才恍然大悟。所以大家也不要在外面游乐场看到，就随便抓回家洗洗煮着喝。另外，决明子寒凉，体质偏寒的、脾胃不好的、血压低的人不太适合长期饮用。

菊花、枸杞和决明子三味小药在清代黄宫绣先生的《本草求真》中都有详细的记载，配在一起，能清肝泻火、养阴明目、降压降脂。如果饮用后腹泻，可以酌减决明子量。如果有便秘的情况，可以将炒决明子改为生决明子。

有的朋友说，还有别的组合搭配吗？总这样喝会腻的。或者决明子有点寒凉不敢碰。

我再推荐一款小药茶，也是三味药，菊花、枸杞加石斛，这是经典名方、现在也做成中成药的"石斛夜光丸"中的主要药物。

用干石斛 6 克、枸杞子 6 克，洗净后煎煮 30 分钟，然后用石斛枸杞水冲泡杭白菊或胎菊 5 克代茶饮。石斛的有效成分不容易溶出，煎煮是很关键的一步，也可以选择养生壶、煮茶器来煮。

为什么要把这三味药放在一起用呢？

这是很有讲究的。我们形容眼睛能传情达意有一句话叫"水汪汪的大眼睛"。这个"水"很重要。中医认为，眼睛要靠五脏的阴血滋养才能明亮。眼睛问题的主要原因有两个，一是上火，二是阴虚津液不足。对于慢性眼病，通常这两种原因同时存在。阴虚则火旺，石斛是滋阴降火的药食两用物品，而且能滋养五脏之阴，肝、心、脾、肺、肾无处不到，明目的关键药物枸杞子善于滋养肝肾，杭白菊善于清肝火明目。这个茶口感甘甜，没有什么特殊药味，适合代茶饮用，尤其是干眼症的朋友，不妨一试。

·小彩蛋：明目神功·

上班看电脑，下班玩手机，用眼过度的危害比你想象的更严重！《黄帝内经》中记载了五劳所伤，其中就包括"久视伤血"。久视，就是用眼过度，比如看书阅读，看手机、iPad、电视、电脑等时间过长。所以一般用眼 30 分钟左右就要适当休息，远眺或做眼保健操都能缓解疲劳，也可防止眩晕的出现。用眼较多的朋友，可以适当多吃桂圆、黑豆、红枣、花生、核桃、枸杞等。

我今天再教大家一个明亮双眸的小动作，来自清代医学家徐文弼先生《寿世传真》的"目神功"。具体做法是每天早晨睡醒后，不要睁开眼睛，将两个大拇指的指背相对搓热，然后用搓热的指背去揩目十四次，一直是轻轻闭着双眼的，然后缓慢地顺时针转动眼球七次，逆时针转动眼球七次，再闭一会眼睛后忽然睁开，能让眼睛明亮有光彩，预防眼干、眼涩、眼花等各种眼睛问题的发生。

人体肝脏排毒指南

中草药中的"解毒"小神器

专业小知识

毒：一说到"毒"，很多朋友就会想到"排毒养颜"。但其实，中医的"毒"包括三个大的方面。

第一种是药物之毒：比如巴豆、乌头、附子等，这类药早在汉代的《神农本草经》中就被列为"下品"，仅病人可服用，且不能久服。

第二种是"疫疠"之毒："疫疠"是"天地间的不正之气"，是一种邪气，具有较强的时令性、传染性，类似于流感、非典、新冠肺炎等传染性疾病。

第三种是偏胜之"毒"，某一种物质或性质在我们体内滞留发展，呈现一种"过"的状态，比如说寒毒、湿毒、热毒、浊毒等。

因此，广义的"毒"不局限于有"毒素"的物质，使用不当或偏性不纠，长期如此即成"毒"。某些偏性食品并不含毒素，但是过度食用了这类性寒或性热的食物，则反而成"毒"。此外，偏离正常的生活习惯，如过多吹空调、过劳、熬夜等，都会因为过度而成"毒"，威胁我们的健康。

1. 生活不健康，肝会很累

在门诊上，有时候会遇到两种患者。

一种是认真拜托我："大夫，给我开汤药，我不要西药，都是化学合成的，毒副作用太大。"

一种是反复嘱咐我："大夫，给我开点西药，我不要中成药，也不要汤药，药理不清楚，毒副作用大，伤肝肾。"

你看，同样都是怕毒副作用，却有截然不同的担忧。

到底谁有理呢？你是怎么看待中药这把"草根树皮"的呢？

我们来聊聊"药食同源""是药三分毒"和中药解毒这点事。

2."药食同源"还是"是药三分毒"

很多朋友家里做饭经常放些中药，如广东人煲汤喜欢加陈皮、当归、黄芪、薏米等。很多烹调佐料本身也是中药，如生姜、丁香、花椒、桂皮等。日常生活中，经常吃的百合、枸杞、杏仁、薄荷、玫瑰、山楂也是中药，这么看来，食疗还是非常深入人心的。

一种是大众化、传统化的观点，认为中药都是些草根树皮什么的，能有什么毒性，多用点、少用点没什么问题。有些大夫（我身边严谨的专家真不这样）开方子也认为多两味药、少两味药，多用两克、少用两克不是什么大不了的事情，咱们历来不都是有"药食同源"的说法嘛。

还有一种观点是由于近几年中药发生了一些中毒甚至致死事件引起的，比如英国人报道了含有马兜铃酸的中药长期服用可以导致肾功能损害，还有一些过度宣传中药注射液的不良反应等，引起了一些医药学界和个别提倡告别甚至取消中医中药人士的"高度重视"。

部分人反复强调中药的毒性问题，甚至给人造成一种中药毒性普遍存在甚至超过化学药品的感觉。还真有这样的情况，我老师跟我讲过一个真事，北京一个知名大医院的肾内科主任查房时候一定要问每个病人吃过中药没有，如果回答吃过，根本不回避病人，立马就告诉身边的年轻大夫和实习学生，看看，这都是吃中药造成的呀。我就问大家，这个理儿通不通？

中医开方用的葱、姜、蒜、山药、杏仁、山楂等日常佐料食物都是中药，但是偏性不强，所以食疗效果来得会慢一点，到一定量才能质变，这个量可以是一次性的，比如开方用120克薏苡仁祛湿，也可以是累积性的，比如每天20克，吃一个月。

中药里面确实也有一些毒副作用比较明显的甚至毒性非常大的药材，如附子、关木通、山豆根、马钱子、曼陀罗等等。所以，不能简单地归纳为中药是安全的，或者中药是有毒副作用的。能够进入食疗体系的多属于类似《神农本草经》所记载的上品中药，天然植物占大多数，与化学药品相比而言，还是更加安全。

中药是我们的祖先在寻找食物的过程中发现的，所以叫"药食同源"，同一个源头。而部分中药是有严格使用注意事项甚至大毒的，为了提醒大家注意，而称之为"是药三分毒"，切不可机械地理解这两句话。

3. 人体三大排毒的管道是什么

糟糕的环境、非自然生长成熟的食物、各种各样的压力、经常挥之不去的坏情绪，都使我们体内一直在不停地产生毒素。那为什么我们到现在都还没有被毒死呢？因为我们的身体有三大管道不停地在排毒。

大、小便和排汗是身体天然的三大排毒管道，要时刻保持通畅。我们每天摄入的食物经过大肠的消化吸收后，会有部分物质形成粪便排出体外，大便能将人体50%的毒素排出体外，所以养成定时排便的习惯很重要，能通畅大便的中药包括大黄、芦荟、桃花等，能利小

五禽戏

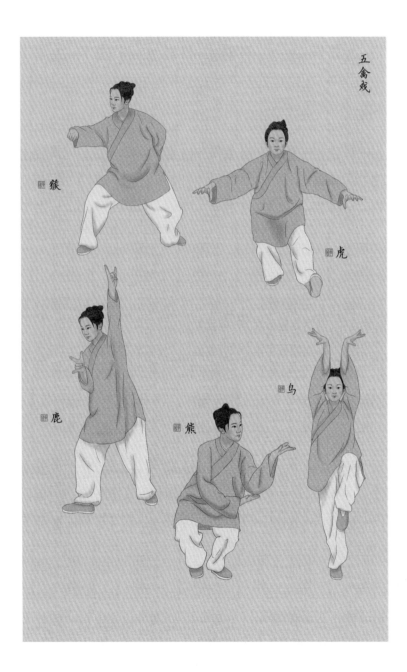

猴

虎

鹿

熊

鸟

便的中药有荷叶、泽泻、冬瓜皮、薏苡仁等，能发汗的中药有生姜、葱白、麻黄、桂枝等，但是要在医生指导下合理使用。

小便、出汗、吐痰、流泪等也能排出部分毒素。其中，以运动这种主动方式的出汗排毒为上策，因为运动出汗除了能将体内毒素以汗液的形式排出外，还可以让人精神愉悦，有振奋之感。但是要注意，不能"想一出是一出"，大汗淋漓地畅快活动一次，应该是传统养生的微微汗出，持续坚持，形成良性循环。建议选择一些外动内静的运动方式，如慢跑、快步走、太极拳、太极剑、八段锦、五禽戏、瑜伽等，可以外动其形，内养其心。

当"排毒"成为时尚，花样也开始百出，比如在名流名媛中流行的"洗肠排毒法"，在普通大众中流行的"断食排毒法"等，但是千万别跑偏，背离健康的宗旨。

4. 哪些中药能解"毒"

这个问题问得好，关键要看解什么毒？

（1）解寒毒用什么？生姜

生姜味辛，性微温，有解表散寒，温中止呕，温肺止咳，解半夏、天南星和鱼蟹毒的作用。我是海边长大的，沿海地区吃海鲜没那么多做法，就是蒸了或煮了直接蘸料吃。蘸料怎么调呢？到了北京以后我发现吃海鲜配的经常就是一碗醋或者醋里面飘着点姜末，这是不对的，温胃止呕的生姜是解螃蟹"寒毒"的最佳之品。应该切好半碗姜末，然后用醋盖住姜末，吃的时候蘸姜醋汁，并吃姜末，可以很好地预防因食用寒凉的螃蟹引起的腹痛、腹泻、呕吐等胃肠症状，还能去腥解腻。

（2）解热毒用什么？绿豆

炎炎夏日，一碗清热解暑、利水消肿的绿豆汤成为很多家庭必备饮品。熬煮时，有的朋友习惯水沸就关火，有的像熬中药一样熬半小时以上，煮到绿豆开花，到底怎么熬才对呢？明代著名养生家高濂在《遵生八笺》中记载绿豆汤具有解暑之功效。做法为"下锅加水，大火一滚，取汤停冷，色碧食之"。简单来说，水沸就关火发挥的是绿豆皮的功效，清热祛暑，而煮到绿豆开花发挥的是绿豆的功效，重在清热解毒，清除体内外多种毒物，预防食物中毒和药物中毒。

没错，就是绿豆皮，这也是一味中药！《本草纲目》记载，绿豆皮能解热毒，退目翳。所以，熬煮时自然脱落撇出来扔掉很可惜。想要一碗碧绿的绿豆汤可不是那么容易，跟水质、容器、时间都有关系，变红是氧化导致的，不必过于担心。如果暑热天里，还伴有一些其他症状，可以在熬煮绿豆汤时加点料！心烦失眠加百合；咽痛、咳嗽有痰，或想加强解毒作用，加生甘草；身体困重、口中黏腻，加薏苡仁。但绿豆性寒，体质虚寒者不宜过食或久食，脾胃虚弱、常大便溏泄者也不能贪杯哦。

（3）解百药之毒用什么？甘草

明代李时珍在《本草纲目》里记载："诸药中甘草为君，治七十二种乳石毒，解一千二百种草木毒，调和众药有功，故有'国老'之号。"

在明代陆粲的《庚巳编》中记载了这样一个故事：御医盛寅一天早晨刚走进御药房，突感到头痛、眩晕，随即昏倒，不省人事。由于病来得急，众人束手无策，不知如何是好。有一位小大夫自荐为盛寅治病，随手取中药甘草浓煎后即令其服下，没多久，盛寅苏醒了，御医们颇感惊奇。这位小大夫解释道，盛御医因没吃早饭进了药房，胃气虚弱，未能抵御药气熏蒸，中了诸药之毒，故而昏倒。因为甘草能调和诸药之性、解百药之毒，因此，让他服用甘草水后便可苏醒。

我们在中药功效里面经常还会看到"清热解毒"四个字，其中最负盛名的包括金银花、蒲公英、野菊花等。有一次我去录制一档养生节目，化妆师知道我是中医专家后，给我展示他的水杯，我一看，里面泡了浓浓的蒲公英，我问他为什么要喝蒲公英呢？上火了吗？小伙子说，我天天给人化妆，吃饭不及时，有慢性胃炎，我奶奶听专家说蒲公英清热解毒，适合炎症，所以天天给我沏茶。我一听，赶紧说，倒了倒了，别喝了，你这几天没觉得胃发凉啊，这蒲公英寒凉得很，是针对炎症有效，炎症什么表现？红肿热痛，比如急性咽炎、急性乳腺炎、急性尿路感染等，你这连凉东西都不敢吃的慢性胃炎凑什么热闹？化妆师听了恍然大悟：这几天胃里跟吃了铁秤砣似的，原来是受了这蒲公英的寒。赶紧回家让奶奶也别喝了。

金银花、蒲公英、野菊花都是寒凉的物品，用来治疗热毒壅盛导致的皮肤疮疡、急性炎症等问题，千万不要不对症滥用或者久服。遇到 SARS、新型冠状病毒肺炎的时候，病毒好比是个盗贼，人体好比一户人家，盗贼还没敲门呢，不管三七二十一，先用寒凉的药物自损阳气，好比抄起家伙在家里乱抢一气，抢出的是内伤，盗贼入侵时只能节节败退！

📖 小金方：解毒三豆饮

推荐一个在南宋朱佐《朱氏集验方》、元代危亦林《世医得效方》中都曾记载的小金方——三豆饮。

这个饮品可谓风靡一时，能活血解毒，防治"天行疹痘"，也就是说原来是治疗孩子痘疹的小方子。但这碗豆汤还可用于因风、热、燥、火等阳邪导致的伤津耗液之燥热等证。比如孩子出疹子引起的发热，手足口病，疱疹性咽峡炎等。盛夏季节解暑保健，疏解暑湿带来疲乏、倦怠，对痱子也有不错的防治效果。秋季口鼻干燥时也可以使用。

做法很简单：用绿豆、红豆、黑豆各 12 克，生甘草 3 克一起洗

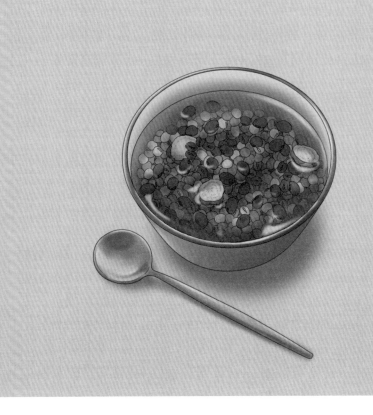

净后，清水浸泡 1 小时，放入锅中大火烧开后，转小火 5 分钟，滤出的第一道汤汁，有清热解暑之功。

再加水继续大火烧开转小火熬煮 1 小时，豆子开花后，依据个人口味加入适量冰糖调味，这第二道汤汁有解毒消肿之效，能加速痰湿瘀阻及草木、重金属等有毒物质在体内的代谢转化和向外排泄。

其中，黑豆滋肾阴，壮肾气；绿豆解烦热，清肝火；红豆利水消肿，补心血。爱出虚汗者可加麦仁养心敛汗，心火旺者可加带心莲子养心安神，气血不足者可加龙眼肉养血安神，脾胃虚寒者可加大枣调和。

因为三豆饮相对有点寒凉，所以 2 岁以下孩子慎用或少用。绿豆性寒，脾胃怕冷的人不宜多吃。豆类不易消化，建议用之前浸泡 2 个小时，可熬煮久一些。不建议长期使用，可以隔天一次，连用两周；或者连续使用三天即可。

·小彩蛋：解郁排毒的穴位不要错过·

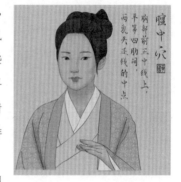

心情郁闷、压抑、生气、小心眼等，都会给肝"添堵"，令肝不能舒展，肝气郁结，百病丛生。所以我们会见到一些生活很仔细的人，吃喝都讲究，却早早生病，人生谢幕了，为什么？很多是情绪毒导致的。怎么办呢？一个解郁排毒的穴位不要错过！

在日常生活中，如果被气着或者郁闷了，会不自觉地拍打胸膛，这实际上是人出于本能在拍打一个穴位解郁排毒，就是"出气穴"——膻中穴。

膻中穴位于人体两乳头连线中点，是任脉、足太阴、足少阴、手太阳、手少阳经的交会穴，具有宽胸理气、活血通络、舒畅心胸等功能。

按揉方法：仰卧最好（这样身体可以更好地放松，没有条件其他方便操作的体位也可），全身放松，用拇指或食指对膻中穴点揉，力度以出现酸痛感为最佳。每点揉一分钟，再用手指顺肋间隙由里向外梳理胸肋半分钟，交替进行，每次可以做 15 分钟。可以配合深呼吸，头脑中尽量去冥想一些美好的事物，或者放一段轻松舒缓的音乐。

第三篇

全家人的健康我做主

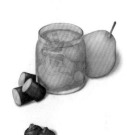

一

关爱身边的他

"肾有点虚"怎么办

源自《金匮要略》的当归生姜羊肉汤

专业小知识

肾虚：指肾中精气阴阳不足，因肾主骨生髓，齿为骨之余，肾开窍于耳与二阴，其华在发，所以肾虚的表现有很多，不必遮遮掩掩！常见的表现包括腰膝酸软，四肢乏力，耳鸣耳聋，听力下降，牙齿松动，记忆力减退，白发脱发，性功能减退等。

1. 肾虚是男人的专利吗

也许是拜满大街的小广告和各种朋友圈段子所赐，一提起肾虚，大家就想起壮阳，似乎肾虚就是男人的专利，就跟性能力有关。其实不是这样的。

肾虚，这个很多男人不愿意听到的字眼，并不是男人的专利！

在临床上，我在给很多女性诊断完之后，听说肾虚，她们总是大吃一惊："女人也会肾虚？"是的，女人也会肾虚，而且比例相当高，并不比男人低多少。

我们来聊一下什么是肾虚，肾虚会发出哪些警报，什么年纪开始补肾最合适？并且带来一道鼎鼎大名的壮阳药膳和一个保健要穴！

2. 什么年纪开始补肾

人的生命过程是肾中精气由弱到强，再由盛转衰，直到消亡的过程。在这个过程中，肾不足就要补，这是毋庸置疑的，那么什么时候开始补肾最好呢？

这要根据人体肾气的变化规律来确定，《黄帝内经》记载，肾气的变化规律，男女并不完全一致，女子以 7 岁为一个变化周期，男子以 8 岁为一个变化周期。

女子"五七"35 岁的时候，男子"五八"40 岁的时候，是肾气由盛到衰的转折点。

女人"五七阳明脉衰，面始焦，发始堕，"就是指 35 岁的时候，面容开始憔悴，头发开始脱落。

而男人"五八肾气衰，发堕齿槁"，即男子到 40 岁的时候，才出现女人 35 岁的生理状态，头发开始脱落，牙齿变得枯槁。

而头发和牙齿都是肾精充足与否的外在表现，反映的是肾气的盛衰。

对正常人来说，女子最好从 35 岁开始，男子最好从 40 岁开始补肾。这是一般规律，保养得好，这个时间会延后，保养不好会提前。

3. 留意这些身体的异常，也许是肾虚的警报

第一，精神萎靡，疲乏无力。肾藏精，肾精可以化生肾气。肾气就好像人体的发动机。肾气足则精神好，身体强健。肾气不足，肾精流失，人就容易出现精神不振，浑身无力，经常疲劳，不想说话，懒散总想躺着，而且精力不集中，工作没有激情，甚至力不从心的感觉。经常失眠，虽然感觉很困，但就是睡不着，即使睡着了也容易醒，睡眠质量很差，醒后仍然觉得很累。

第二，如果经常腰痛、腰酸、腿软、足跟疼痛，而且疼痛并不剧烈，是绵绵的、隐隐的酸痛，与体位关系不大，排除肌肉组织的劳损、外伤和腰椎间盘突出等骨骼问题，就要考虑肾虚的可能。

第三，耳鸣或者听力减退。《黄帝内经》说："肾气通于耳，肾和则耳能闻五音矣。"一些朋友过劳之后或者上年纪的人出现的耳鸣、听力减退等与肾气虚衰有密切关系。

第四，性欲减退或性能力下降。对性生活提不起兴趣或者性生活质量不高，男性刚过 40 岁就没有晨勃，女性刚过 40 岁就月经变少或者闭经。或者男性出现遗精滑泄、阳痿早泄，女性出现白带过多、月经不调等症状，也要考虑肾虚。

第五，水肿、尿频、尿失禁、夜尿多。肾主水，能控制和调节全身水液代谢，如果肾虚，不能及时将水液气化代谢到体外，产生眼睑浮肿、身体水肿、尿频、尿多、尿失禁等问题。比如有的朋友每天饮水正常，但是依然夜尿超过 3 次，而且有小便无力、尿不干净的症状，就要考虑可能是肾虚。

第六，虚性便秘。便秘不一定是上火或者肠道问题导致的，也可能是肾虚。肾开窍于二阴，主二便。大便的传导需要肾气的激发、滋养和推动，如果肾气不足，容易出现大便并不干燥，但排便困难的现象，比如一些老年人或大病之后出现的虚性便秘。

第七，畏寒怕冷。阳气对于五脏六腑的温煦作用，就像天上的太阳对于大地万物的照耀温暖一样重要。如果阳气不足，就会出现畏寒，表现为手脚冰凉，甚至夏天也穿着长衣长裤，睡觉半天也捂不热被窝等情况。人体的阳气遍布全身，无处不在，每个脏腑都有阳气，但肾是阳气产生的根源，每个脏腑阳虚都可能导致畏寒怕冷，但防治的根本是温补肾阳。

第八，头发少、容易干枯或者少白头。中医学认为，发为肾之华，发为血之余。因此，肾精充足，头发就会乌黑浓密，也不会出现洗头发时大量脱发的问题。

第九，牙齿松动，骨质疏松。肾主骨，齿为骨之余。骨骼的生长发育包括牙齿都是跟肾精有关的。肾精不足，就会出现牙齿松动、骨质疏松等问题。不少老年人容易骨折，不少朋友年纪轻轻就觉得自己的牙齿松动、牙龈萎缩，可能都跟肾精不足有关。

第十，呼吸表浅，容易气喘。肾主纳气，可以帮助肺所吸入的清气更加深入。如果肾虚，则会出现呼吸表浅，或者呼多吸少、动不动就气喘的表现。

第十一，记忆力减退。肾主骨生髓，而脑为髓之海，如果肾精不足，大脑得不到足够的滋养，人就会变得记忆力减退，健忘。

第十二，口咸或者唾液异常。唾液是肾精所化，对人体有滋养的作用，口咸或者唾液过多、过少可能都与肾精异常有关。

第十三，面色黧黑，或者眼圈、耳轮发黑。不是天生黑皮肤或者太阳暴晒所致，面部没有光泽，皮肤晦暗，总像没洗干净脸，蒙了一层灰的样子。

如果出现以上症状，可能是肾虚发出的警报，需要引起重视。当然，这些只是参考，并不是排除其他疾病的依据，是否肾虚建议还是要经过医生诊断才能做出最终判断。

小金方：当归生姜羊肉汤

今天我推荐给大家一道鼎鼎大名的传统药膳，有补气养血、补肾壮阳的作用，适合在寒冷的天气食用，尤其适合男性阳痿早泄、妇女产后气血虚弱、乳汁不足、恶露不止，或阳虚失温所导致的腹痛，是适合肾阳虚的一道药膳哦！

记得还在读研究生的时候，我们是男女混住在一层楼上，每到了

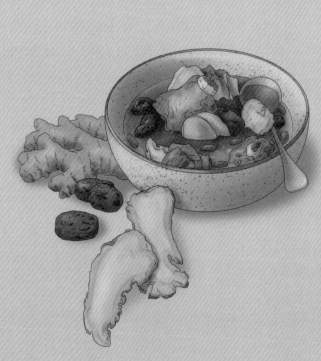

当归生姜羊肉汤

冬天周末，就总有羊肉汤的香气，还混着独特的药香，不用问，一定是班里那几个男同学在炖当归生姜羊肉汤，只需要掐准时间带着空饭碗过去讨一碗即可，真是一去不复返的美好时光。

做法是选用带皮带骨的羊腿或羊排 500 克，切块后用滚水汆烫去血水，捞出洗净沥干，倒入炒锅中，加入 15 克洗净切片好的生姜，大火翻炒至姜味飘出，加入水、9 克当归、5 克枸杞、3 枚大枣，煮沸后改为小火，续煮约 2 小时至皮肉皆软，最后加盐调味即可。由于炖煮时间较长，最好买连皮带骨的羊肉，纯瘦的羊肉煮久口感会干柴偏涩。

有位近百岁的国医大师曾在一个电视节目上说，从 20 世纪 70 年代开始，他就和孔子一样，养成了每天"不撤姜食"的习惯，坚持了 40 年。所以，我们可以养成每天晨起吃姜的习惯。因为生姜助阳，"早晨吃姜赛人参，晚上吃姜赛砒霜"，早晨或上午用姜最好，过午不食姜，否则可能会扰动阳气。

怎么吃呢？

一是每天早上切三片生姜，掰开 2 个大枣，放点红糖，沸水冲泡喝 1～2 杯。或者煮开了，打一个鸡蛋进去，煮成荷包蛋。吃蛋喝汤，每天早晨一碗。

二是用新鲜的仔姜，嫩嫩的那种，切三片，剁成姜末，撒在早上的粥中，做成姜粥。

无论是姜枣红糖茶、姜枣红糖鸡蛋汤，还是姜粥，要坚持喝，偶尔想起来喝一次是没有效果的。

· 小彩蛋：开启涌泉穴 ·

涌泉穴是足少阴肾经的第一穴，也是我们身上的长寿要穴。它位于足底部，蜷足时足前部凹陷处，大约在足底第 2、3 趾趾缝纹头端与足跟连线的前 1/3 与后 2/3 交点上。

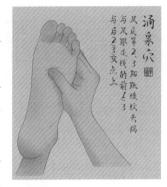

《黄帝内经》说："肾出于涌泉，涌泉者足心也。"意思是说：肾经之气就像涌出的泉水，来源于足下，灌溉周身四肢各处。因此，涌泉穴在养生、防病、治病等各个方面都发挥着重要作用。

经常按揉或艾灸涌泉穴，能补肾填精、强身健体、益寿延年，很多朋友做足疗时已经被"教育"过了，但是除此之外还有什么妙用？自己在家怎么做呢？常规的方法有三种：

第一，用热盐水泡脚刺激涌泉穴。热水以自己能适应为度，加少许食盐，每日临睡觉前浸泡 15～20 分钟。

第二，艾灸，每天或隔天一次，每次 15～20 分钟，至涌泉穴有热感上行为度。

第三，用对侧拇指按揉涌泉穴，或者从足跟向足尖方向推搓，或用双手掌自然轻缓地拍打涌泉穴，最好以足底部有热感为宜。

那么，不常规却更好用的方法有什么呢？我教给大家两个歌诀。

第一个歌诀：

足心对手心，水火既相济。劳宫对涌泉，叩齿配咽津。

心火可下降，肾水能上行。艾草加艾条，引火归真元。

具体做法是一只手向后握住同侧脚趾，另外一只手的手心与足心相对互搓，同时配合叩齿和咽津。手心是心经劳宫穴的位置，足心是肾经涌泉穴的位置，这种方法不仅可以刺激心、肾两条经络的经气，还能交通心肾，缓解上热下寒的症状。

什么是上热下寒？

其实人体最好的状态就是阳气在下部，阴在上部，因为阴是液体，液

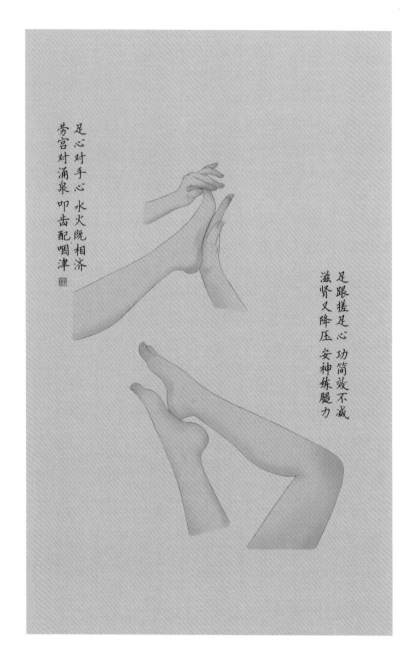

足心对手心　水火既相济
劳宫对涌泉　叩齿配咽津

足跟搓足心　功简效不减
滋肾又降压　安神练腿力

148

体是从上而下灌溉全身的；阳气是火，火自下而上温暖全身。但上热下寒颠倒过来了，成了不足的虚阳浮越在上，而真阴孤独在下。最好的方式不是清热祛火，而是引火下行。

第二个歌诀：

足跟搓足心，功简效不减。滋肾又降压，安神练腿力。

具体做法是，用一只脚的足跟去搓另外一只脚的足心涌泉穴，可以安神助眠降压。

涌泉穴还有一个特别特殊的用法，就是贴敷。将鲜药捣烂，或将干药研成细末，加上鸡蛋清、凡士林、醋、蜜或水等调和，直接敷贴于涌泉穴，让药物接触皮肤、经穴，达到治疗疾病的目的。我介绍一种最常用的敷涌泉穴的方法：用吴茱萸研成末，大人用5克，小孩用2～3克，用白醋调成糊状敷两足心涌泉穴。临睡前敷，覆盖纱布，胶布固定，或用空穴位贴固定。每天敷贴12小时，可连敷3～5天。这种方法引火下行，对阴虚阳亢导致的高血压、口疮、急性扁桃体炎、牙龈炎、咽炎以及小孩夜啼都很有效。如果有过敏或刺激，应缩短贴敷时长或慎用此法。

预防脂肪肝，中医解酒方

源自《脾胃论》的葛花解醒汤

专业小知识

汤液醪醴：这四个字来源于《黄帝内经》，专门有一篇叫"汤液醪醴篇"。汤液和醪醴，是用稻米五谷制成的，用来治疗疾病的两种剂型，跟丸散膏丹一个道理。直接煎煮的清稀液薄的叫汤液，发酵而成稠浊甘甜的叫醪醴，其中，醪为浊酒，醴为清酒。可见，酒与中医有着悠久的不解之缘。

1. 酒肉穿肠过，健康还能留吗

我跟大家猜个谜语："看起来像水，闻起来陶醉。喝进去辣嘴，留肚里闹鬼。走路来绊腿，半夜想找水。醒来就后悔，身心俱疲惫。"大家一定都猜到了，这是"酒"。

中国的酒文化博大精深、源远流长，行酒令、劝酒词那是一套一套的，什么"人生一次不醉，则终生遗憾""男人不喝酒，枉在世上游""酒是粮食精，越喝越年轻"。但是，你想过吗？人生经常大醉，则会遗恨终生！

喝酒碰杯的时候都说："来，走一个……"没错，走一个，走一个，再走一个，可能不知道哪天就真的"走"了。

2. 酒与中医的不解之缘

繁体的"醫"字，下面是个"酉"字，就像酒坛子一样，酉就是酒。《黄帝内经》说："自古圣人之作汤液醪醴者，以为备尔……邪气时至，服之万全。"指出酒就像家庭中备用的药品一样，在有病邪侵袭时方可服用。你看，起码在汉代的时候就不提倡酗酒了，谁家会没事拿出常备的小药喝一口灌一顿呢？《黄帝内经》一共13个方子，其中5个都用到了酒。

在《本草纲目》中，李时珍对酒性及功用做了详细的论述："苦、甘、辛、大热、有毒。"能"行药势，通血脉，润皮肤，散湿气，除风下气"。《本草拾遗》有"消忧发怒，宣言畅意"的记载，说明酒可以影响人的精神活动，借酒消愁，借酒发疯，酒后吐真言，酒壮英雄胆嘛！可以说，酒是中医最早应用的药物之一。

3. 酒是百药之长还是一无是处

中医说"酒为百药之长"，西医说"喝酒有害健康"，到底谁有理？其实这话不完整、不确切，应该是"酒为百药之长，饮必适量""酗酒有害健康"。那么，百药之长的酒，指的是哪种酒呢？这个问题是不是困扰很多朋友？

现在市面上的酒琳琅满目，有各种"香型"的，有各种商标的，也有各个产地的，让人无所适从。从养生的角度来看，酒，并不是名贵的就是最好的。在我看来，很多名贵的酒，养生功效已经所剩无几。比较养生的"酒"，我推荐以下两种：

第一，黄酒。说到我们的传统"酒"，首先必定是黄酒，具体的酿制工艺就不说了。一般以糯米或者黍米作为原料，酿制后的酒有焦黄的颜色，性味醇厚温和，酒精含量较低。黄酒经常用来做中药炮制、"药引子"，或者浸泡滋补的药材。黄酒比较适合喝"温酒"，也就是将黄酒装到容器里，放到热水里面慢慢烫热。大概 38℃左右的温度口感最佳，能舒筋活络、养血美颜、帮助消化。酒量大的，想多喝几杯的人，可以在酒里放个话梅；酒量小的人，可以在酒里加点姜丝。为什么喝温酒呢？因为如果我们所喝酒的温度低于人体体温，胃里就会感觉到凉，这样胃就需要给酒进行加温，从而额外消耗了阳气。

第二，米酒。也叫甜酒，米酒是江南一带最为流行的一种"酒"，说它是酒吧，基本相当于饮料，说它是饮料吧，却又有浓郁的酒味，主要以糯米和专门的甜酒曲发酵而成。和其他酒不同的地方在于"喝"的方法。其他酒都是单纯的液体，而米酒则是无需蒸馏，直接吃发酵后的"醪糟"，因此，叫"吃甜酒"而不叫"喝甜酒"，一般也是加热后吃，有时还放点鸡蛋、红糖煮热后吃。米酒有养血活血、健脾养胃、宁心养神、温经养颜的作用。女性生理期吃点甜酒，对改善生理期紊乱是有益的，这也是坐月子时必吃的一种食物。此外，"体虚"的人也可以适当吃点。

有些朋友喜欢泡药酒，问我选择什么样的酒，白酒，纯粮食酿造的，最好 50 度以上的。

注意，饮酒要适量，开车不饮酒！

4. 喝中药能喝酒吗

这个问题要两面看。首先，听你医生的建议，他最了解你的状况。一般人可以适量饮酒。小酌怡情也养生，我还是首推黄酒和米酒。

拿喝中药当幌子挡酒的经不起推敲。为什么呢？因为很多中药离不开酒，酒有通血脉、御寒气、行药势的作用，临床上常用酒治疗风寒痹痛、筋脉挛急、胸痹、心腹冷痛、女性宫寒月经不调等症。医圣张仲景在《伤寒论》《金匮要略》中涉及用酒的有 24 方，方中用药或以酒洗，或以酒浸、酒煎、酒下等，无所不用，比如治疗冠心病的瓜蒌薤白白酒汤、治疗女性月经不调的胶艾汤、治疗风寒感冒头痛的川芎茶调散、缓解心悸心慌的炙甘草汤等，都用到了酒，为什么现在有的古方不顶用，因为缺了一味药，就是酒。

当然，我不鼓励酗酒，也不赞成酒精过敏和本身有疾病不适合喝酒的朋友饮酒。

小金方：葛花解酲汤

看过金庸《天龙八部》的朋友，相信对这个情节都很有印象：乔峰和段誉在酒楼斗酒，乔峰连喝四十大碗，面色毫无改变，段誉也一样，两人的酒量看起来都很大。不同的是，乔峰没喝醉凭的是真功夫，段誉没倒下却有点投机取巧。你看他一只手端起碗豪爽地把酒从嘴巴里灌下去，另一只手却伸展开来，用六脉神剑的手法把酒从体内逼出……

估计那些本来就不爱喝酒，却不得不和别人不断碰杯的人，做梦都想学会段誉的"六脉神剑"，这样就能"美酒穿肠过，醉意不停留"。可惜这绝招是金庸先生笔下虚构的。但虽然没有"六脉神剑"这种神乎其神的排酒方法，中医却有一些具体而有效的排酒、解酒方法，跟大家分享。

有一个享誉古今的解酒名方，现在的各种中药、本草、天然的解酒茶、解酒片等都跳不出它的"势力范围"，就是葛花解酲汤，这个方子记载在元代李东垣先生的《脾胃论》中，这本书是脾胃学说的代表作，提出了"内伤脾胃、百病由生"的观点，对后世影响很大。

"酲"（chéng）是个冷僻字，描述的是酒醒后疲惫困乏像大病一

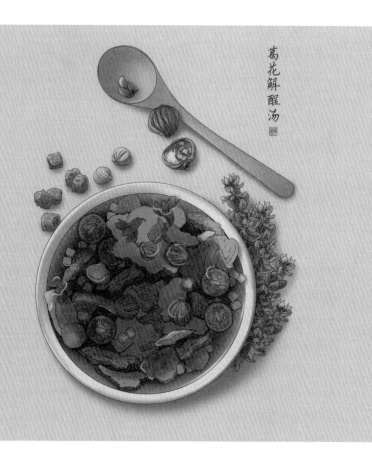

葛花解醒汤

场的状态，所以叫"酒病曰醒"。这个方子名叫"解醒"，可见就是专门为"酒病"开的。无论是一时饮酒过量，还是平时喜欢喝点小酒太损伤脾胃，表现出眩晕呕吐、心神烦乱、胸膈痞闷、手足战摇、食少体倦、小便不利等症状的，都可以试试这个小方子。

组成：木香3克，人参、猪苓、白茯苓、白术、神曲、泽泻、白豆蔻各9克，青皮、砂仁、橘皮、干姜各6克，干葛花15克。

做法：将以上各味中药材混合均匀，一起研为细末状。

用法：每次服用9克粉末，可用白开水、白粥汤调服或煎成汤剂饮服，服下后微出汗时酒就醒了大半了。

这个小金方中葛花甘凉，解酒醒脾，使酒中湿邪从肌表而出。猪苓、茯苓、泽泻淡渗利湿，使湿邪从小便而去。砂仁、豆蔻、青皮、橘皮、木香、干姜理气温中，疏滞消痞。砂仁、豆蔻皆能芳香醒脾、开胃和中，可以止呕吐、助运化，与神曲配伍能消宿食之积，解酒化滞。

这些物品一起使用，能内外分消酒毒。喝多了伤脾胃，所以用人参、白术健脾益气。但书中还有个备注："此盖不得已而用之，岂可恃赖日日饮酒，此方气味辛辣，偶因酒病服之，则不损元气。"意思就是说，这个方子很有效，但是不得已时才服用，不能长期服用，更不能想着有神方加持而天天豪饮。

这个方子如果平常不备好，现去找原料是有点麻烦的，所以我再推荐几款简单的解酒方，平常备起来也简单。

1. 葛花解酒汤：葛花9克、葛根9克、枳椇子5克，水煎10分钟小口频服。这三味小药是无论中西医都证明过能解酒的。

《千金方》中记载："葛根，治酒醉不醒。"葛根中的大豆苷有助于分解酒精的毒性，分解血液中酒精的含量，从而促进酒精的代谢，达到解酒的目的。

葛花有解酒醒脾、止血的功效。葛花中含有的皂角苷和异黄酮类物质同样具有解酒的功效，可加速酒精的分解，保护胃黏膜，减缓身体对酒精的吸收，保护肝脏；可起到全身调理的作用，但效果相对迟缓。

枳椇子含葡萄糖、果糖、过氧化物酶等，能显著降低乙醇在血液中的浓度，促进乙醇的清除，消除酒后体内产生的过量自由基，阻碍过氧化脂质的形成，从而减轻乙醇对肝组织的损伤，避免酒精中毒导致代谢异常而诱发各种疾病。

但是这个方子不能多服久服，一是"是药三分毒"，二是有点寒凉，不能在没有医生指导下当成每次喝酒前解酒、长酒量的神汤，而且血压低、心动过缓的朋友不宜服用，因为能降压减慢心率。

2.橘络解酒茶：橘子中的白丝（学名橘络）也有显著的解酒功效，还是体内重金属残留的克星。推荐橘络9克，沸水冲泡，代茶饮。

另外，白萝卜汁、生梨、大白菜心、陈醋、绿豆、芹菜、米汤、蛋清、生姜（含住即可）、甘蔗汁、杨桃、柿子、山楂、桑葚、决明子等均有一定的解酒醒酒功效。喝果菜汁会很好地缓解酒后不适感。同时浓茶不可以解酒，而且会损伤肾脏，主要是茶有利尿作用，会促进还未完全分解的酒精进入肾脏。

·小彩蛋：解酒的穴位，总有一个适合你·

醉酒之后不要按摩，会加速酒精在身体内的吸收，但是可以按揉几个特定的穴位来解酒。

1.率谷穴：位于耳尖向上1.5寸，即2横指的距离，酒后按压率谷穴几分钟，可以很好地提神醒脑，防止酒后呕吐等不适症状。

2.关冲穴：在无名指指甲末端的尺侧，手掌平压向下，在指甲的右下角，按压有疼痛感。用指甲或牙签平的那头掐关冲穴，每次掐10秒后放松2秒再

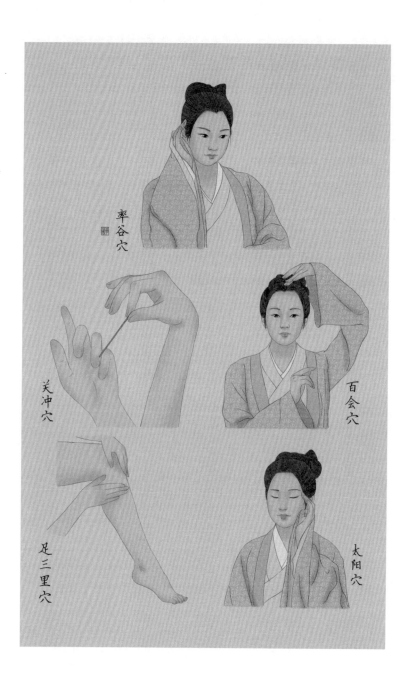

率谷穴

关冲穴

百会穴

足三里穴

太阳穴

重复掐按，两侧的手指掐按 5 次且用力要均匀，能加速酒精在体内的代谢。

3. 百会穴（酒后解头痛穴）

用一手的中指和食指放在百会穴上由轻到重地按 3 ～ 5 下，然后再旋转揉动 30 ～ 50 次，或用拇指轻轻刺激穴位，能有效缓解醉酒后的头痛和宿醉等。

4. 太阳穴（按揉解头痛）

将拇指放在太阳穴上轻轻按揉，一般按摩半分钟即可，切记不能太用力，只要在按摩时有酸胀感即可有效缓解酒后头晕头痛的症状。

5. 足三里穴（酒后解乏穴）

用拇指指端作点按动作，一按一松连做 30 次左右后，再换另一侧，直到有酸麻感即可，有助于通经活络和调理脾胃。

亲爱的朋友们，酒遇知己千杯少，能喝多少是多少，小酌怡情，豪饮伤身，切记切记！

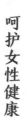

二

呵护女性健康

痛经、月经不调不是难言之隐，别忍着

武则天最爱的益母草煮蛋

专业小知识

天癸：这个词汇很生僻，是中医的专有名词。来源于《黄帝内经》"女子二七而天癸至，任脉通，太冲脉盛，月事以时下，故有子"。指的是女孩到了大约"二七"14岁的时候，第二性征开始逐渐成熟，冲任二脉旺盛通畅，月经开始按时来潮，具备了生育能力，但这仅仅是开始，并不意味着到达孕育的最佳年龄。

1. 每个女生，除了妈，还有"大姨妈"

世上有一个妈，叫"大姨妈"。

如果让女生在健康的前提下，对"大姨妈"有选择权，估计都会说："我希望'大姨妈'每年只来一次，一次只来一天。"

如果问：女生这辈子又爱又恨的是谁？来与不来都牵肠挂肚的是谁？

别想多了！90%以上的女士都会回答"大姨妈"！

"大姨妈"可是个相当难伺候的亲戚，她该来的时候不来，该走的时候不走，有时惜血如金，有时又汹涌澎湃，让人难以捉摸……更不幸的是，她往往不会独自驾临，相伴而来的还有腰酸、腹痛、烦躁、腹泻、爆痘等困扰，真是一言难尽。

我们一起来深入了解下"大姨妈"，帮助你和她改善关系，和平共处。

2.你了解你家"大姨妈"吗

好多朋友来了十几年，甚至几十年月经，也不知道自己的"大姨妈"是否正常，是不是很尴尬呢？

月经是周期性的子宫内膜脱落引起的出血现象。

《黄帝内经》中有一段论述生长发育周期的话："女子二七而天癸至，任脉通，太冲脉盛，月事以时下，故有子……七七任脉虚，太冲脉衰少，天癸竭，地道不通，故形坏而无子也。"

讲的就是 14 岁初潮，49 岁绝经。但现代社会初潮已经提前到平均 12.5 岁。绝经年龄通常在 45 ～ 55 岁，而且因为工作压力大，生活不规律，正有不断提前的趋势，40 岁之前绝经也不鲜见，提前绝经，预示着衰老提前到来，也许外形保养得还不错，但是生理年龄已经不容乐观了。

月经的正常周期是 28 ～ 35 天。长短因人而异，正负加减 5 天都属于正常范围，也就是说只要能保持一定的规律性，因为工作压力、睡眠、饮食、水土不服等原因早来 5 天、晚来 5 天都是正常的，不能认为是月经不调。

月经持续时间一般为 3 ～ 7 天。

出血总量一般在 80 毫升之内，第 2 ～ 3 天最多。总血量大于 100 毫升，就要考虑经量过多。100 毫升有多少呢？家中的爽肤水、柔肤水一般都是 100 ～ 200 毫升，可以"脑补"一下。

经血一般呈暗红色，不凝固，如果经血颜色偏淡，可能气血不足，如果颜色紫暗有血块，可能气血瘀滞或体内有寒。

3.月经不调莫轻视，中医对症才得法

月经周期、持续时间、颜色、血量等出现不正常，都叫月经不调。

月经不调的原因是多方面的，比如肝气瘀滞（生气、焦虑、失恋、丧偶等）、气血亏虚（盲目节食）、寒凝胞宫（俗称宫寒），甚至某些药物或疾病、工作压力、环境变化等都会引起月经不调，所以"大姨妈"确实撑得起"事儿妈"这个称号。

正因为原因多样，可谓千人千面，在调理时才会辨证论治，千人千方，建议找当地信赖的中医以汤剂调理，对症下药才会快速奏效，中医调经还是很擅长的。

常见的中成药如乌鸡白凤丸是补气养血、调经止带的，用于气血两虚，身体瘦弱，腰膝酸软，月经不调，白带量多。

益母草颗粒、益母草膏等是活血调经的，用于血瘀所致的月经不调、产后恶露不绝，表现为月经量少、淋沥不净，产后出血时间过长等。

逍遥丸和加味逍遥丸是疏肝健脾、养血调经的，用于肝郁脾虚所致的郁闷不舒、胸胁胀痛、头晕目眩、食欲减退、月经不调。

调经的中成药也是各有所长，不能乱吃，要对症。

4. 痛经不能只靠一杯热水解决

有句话说，任何人都不可能把一个女汉子一下子变成软妹子，但痛经可以。

痛经应该是大部分女性朋友都有过的经历，那种由内而外、腹背受敌的切肤之痛真的不是一杯热水能解决的。总是吃止痛药、打止痛针也不是办法，怎么办呢？

中医讲究辨证论治，不同原因的痛经采用不同的方法去防治，总结成十二个字就是"寒者温之，郁者通之，虚者补之"。痛经分为五种常见的类型：

第一种，寒性痛经。

遇寒加重，得热则减，用手摸摸小腹部凉凉的，月经血量少，颜

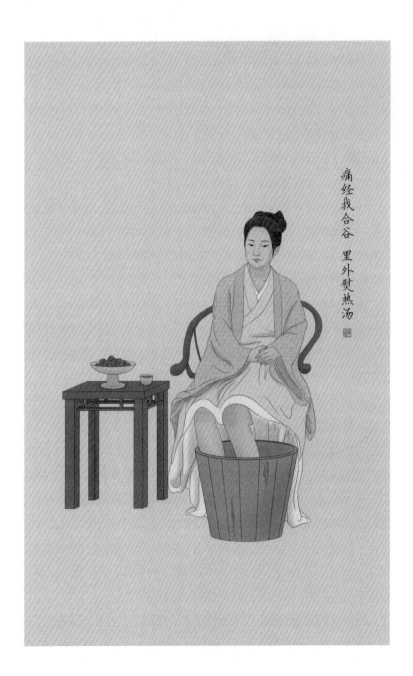

痛经找合谷　里外熨热汤

色深暗有块，手脚发凉怕冷，应该就是寒性痛经。

平常要少吃生冷的物品，比如冷饮、生的和寒性的蔬菜水果、寒性的鱼虾蟹等，不要久坐或久待在潮湿阴冷的地方。可以用艾叶、花椒、干姜各 10 克煎汤煮水泡脚，或者艾灸肚脐部神阙穴，用隔姜灸或隔附子饼灸的方式更好。月经前一周就开始用食盐、葱白各 250克，生姜 125 克，一起放在锅中炒热，装布袋热熨下腹部，药凉后可再炒热再熨，每次 30 分钟，每天一次。

姜枣红糖饮非常适合寒性痛经的朋友。生姜 3 片，大枣（掰开）1 枚，红糖适量。每天早晨开水闷泡 3 分钟后饮用，能温中升阳，行气补血。注意最好晨起或上午喝，尽量过午不食姜嘛。

第二种，气滞血瘀引起的痛经。

来月经的时候会感觉到小腹胀痛拒按、胸胁部、乳房胀痛，心烦意乱，月经颜色紫暗，血块多或大，血块出来后疼痛减轻，伸出舌头一看，正常淡红色的舌变得颜色紫暗，甚至有瘀点，舌头卷上去，看到舌系带两侧的两条络脉是青紫色甚至怒张的。

这种类型的朋友平时应多运动，促进血液循环，每次生气郁闷时，按揉肝经的太冲穴（太冲穴在脚背上，第 1、2 跖骨间隙的后方凹陷处，以手指沿拇趾、次趾夹缝向上移压，压到能感觉到动脉搏动，就是这个穴位），太冲穴能疏肝理气，让浊气和瘀阻之气及时消失。长期心情不好的，还可以多推推肝经或者以按摩锤敲打肝经。中成药逍遥丸和加味逍遥丸也是适合气滞血瘀的朋友的，顾名思义，吃了这个就是让你心情舒畅，不再郁闷。加味逍遥丸又叫丹栀逍遥丸，就是在逍遥丸的基础上，增加了丹皮和栀子两味药，适合郁闷太久了已经憋出内火的，总是忍不住要发脾气的朋友。

对于气滞血瘀型痛经，我推荐平常饮用的小金方是玫瑰陈皮茶。用玫瑰花 5 克、新会陈皮 3 克、藏红花 3 根，沸水冲泡代茶饮，可根据口味酌加红糖，增强活血化瘀的效果。玫瑰花有三大作用：疏肝理气、活血化瘀、美容养颜。藏红花与草红花一字之差，却是两种物品，藏红花除了活血化瘀，还能疏肝理气，新会陈皮性温，疏肝理气祛湿，所以这个小茶非常适合气滞血瘀的朋友。平常控制不住唉声叹气、眉头紧锁，遇事容易想不开，钻牛角尖的朋友也不妨一试。

第三种，湿热瘀结引起的痛经。

小腹疼痛拒按，有灼热感，或疼痛牵扯到腰骶部，月经量多或经期延长，月经颜色黯红，经血稠或夹杂较多黏液；平时白带量多，色黄质稠，有异味；或伴有大便不爽，小便黄短，舌质红，苔黄腻等。

这种类型的朋友饮食要清淡少油腻，多运动，工作生活环境不要太潮湿，注意健脾养胃。可以按揉腿部的丰隆穴来帮助健脾清热祛湿。我推荐的小金方是赤小豆薏米水，赤小豆 9 克，生薏米 30 克，浸泡 2 小时后煎煮 30 分钟，代茶饮。

第四种，肝肾不足引起的痛经。

疼痛不强烈，小腹绵绵作痛，伴随腰骶部酸痛；经色淡黯，量少，质稀薄；伴随头晕耳鸣，面色晦暗，健忘失眠的症状。

这种朋友要注意调补肝肾，少熬夜，少饮酒，节制房事。平常可以选择艾灸三阴交穴、涌泉穴。

我推荐代茶饮的小金方是桑葚枸杞茶：桑葚、枸杞各 10 克，代茶饮，最后吃掉桑葚和枸杞，一点渣滓都不用剩。桑葚能滋阴补血、补肝益肾、生津止渴、乌发明目，枸杞滋补肝肾、益精明目。

第五种，气血亏虚引起的痛经。

小腹隐隐疼痛喜按，月经量少，色淡质稀，神疲乏力，头晕心悸，失眠多梦，面色苍白。

这种类型的朋友要调整生活方式，好好睡觉，好好吃饭，劳逸结合，同时吃些补益气血的物品，比如南瓜大枣小米粥、当归益母草炖鸡蛋、黑芝麻、桑葚、黑豆等补肾精的物品。

 小金方：当归益母草炖蛋

这个小金方扯到武则天有点牵强，但武则天确实与益母草有不解之缘，不过这位女皇是外用益母草美容。武则天近 80 高龄仍然保持着青春不老的容貌，《新唐书》上说她"虽春秋高，善自涂泽，虽左右不悟其衰"。除了喜欢胶原蛋白饮食和喜欢吃各种鲜花制作的点心外，她还有一个秘方，记载在唐代官府组织编写的药典《新修本草》上，叫"神仙玉女粉"，这个粉主要就是益母草做的。益母草外用，《本草拾遗》记载"入面药令人光泽治粉刺"，益母草粉调配面膜是防治粉刺痤疮，让面部光泽的秘密武器哦，可能很多朋友闻所未闻！

言归正传，无论是调经还是治痛经，有个小金方是可以作为日常药膳使用的，这就是活血养血调经的当归益母草炖蛋。

用全当归、益母草各 12 克，大枣 3 个，鸡蛋 1 个。

做法：鸡蛋带皮煮至半熟，能剥下鸡蛋皮即可。将全当归、益母草和大枣洗净后，加 1000 毫升左右的水大火烧开转小火 30 分钟，过滤掉药渣，留下汤汁。用牙签在剥皮的鸡蛋表面扎数个小孔放入汤汁中煎煮 5 分钟，即可吃蛋喝汤。

这是一人一天的量，可以在月经前一周服用，不必天天用，隔天一次，月经来了就停止。也就是说每个月经周期都是在经前一周内吃 3～4 次。

当归是一个特别有文化的中药，中医药大学搞校庆，召集毕业生回校，用四味药写个中医人都听得懂的暗号"半夏远志，熟地当归"，半夏、远志、熟地、当归四味中药，寓意在当年的半夏时节，大家毕业了，朝向自己远大的理想起飞远航了，现在母校校庆，这个熟悉的培养你的地方，你应当归来看看了。多有感觉！在古代，因为各种原因分居两地的夫妻，没有现在这么便利的条件可以打电话、发微信、

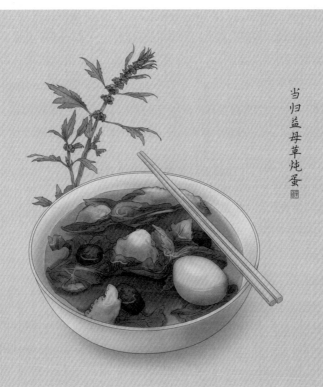

当归益母草炖蛋

视频聊天，思念还不好意思表达，寄封信一个字不写，里面放几片当归，含蓄地告诉爱人你该回来了，娘子想你了。所以当归外号"文无"，一个字都没有，可是心意表达了。

大家可能注意到了，我在前文中提到了全当归，这与当归有什么不同呢？

简单来说，当归头和当归尾偏于活血破血，当归身偏于补血养血，全当归既可补血又可活血，既可通经，又能活络。月经不调、痛经、闭经、面色萎黄、衰弱贫血、子宫出血、产后瘀血等问题，都可以求助当归。道地的当归产地在甘肃岷县，所以"岷当归"质量最好。

益母草苦、辛，微寒，活血调经，利尿消肿，清热解毒，但孕妇慎用。

·小彩蛋：止痛救急的合谷穴·

痛经来势汹汹，很多朋友形容是切肤之痛，怎么才能一招制胜？可有必杀绝技？有！无论哪种类型，都可以按揉手上的合谷穴止痛救急。

合谷穴可以称之为随身携带的大药箱、止痛片。据文献统计，临床治疗病证有90多种。

合谷穴在手背第一、二掌骨间，拇指、食指合拢，虎口上肌肉的最高处就是。用一只手从外侧攥着另一只手的手背，四指向下，大拇指朝小指方向用力点按穴位，并非垂直手背的直上直下按压，这样才能有酸麻胀痛得气的感觉，更好地发挥疗效。

1.合谷是一个止痛穴，经气旺盛，止痛效果好，所以它就好像我们身体上的"止痛片"，几乎一切痛症都可以找合谷穴来解决。比如牙痛、头痛、痛经等，用指掐的重刺激方式，3～5分钟即可见效，这个方法可以说屡试不爽。但一般按揉之后，合谷穴会持续酸痛一段时间。

2."面口合谷收"。经常按摩合谷穴，可以改善五官、头面疾病，养颜美容。比如口干、流鼻血、面瘫、鼻子过敏和一些损美性皮肤问题。

3.预防、治疗感冒。经常按摩合谷穴，能贯通气血，促使阳气升发，扶正祛邪，增强人体免疫力，加强解表发汗的清热作用，所以可以在感冒的预防和治疗方面收到良好的效果。

4.调理肠胃功能，净化肠道。手阳明大肠经与足阳明胃经相交接，又因为它们是同名经，二者"同气相求"，因此刺激合谷穴能调经气，对于防治胃肠道问题方面有明显效果，如胃痛、呕吐、便秘、呃逆、腹泻、晕车等。甚至痔疮发作、便血时，按揉合谷穴，便可缓解肠风下血的症状。

5.持之以恒地按摩合谷穴，可以有效地预防由于肝火过旺引起的脑中风和高血压。

6.合谷穴还具有回阳醒脑功能，在关键时刻急救立功。生活中，当我们用脑一段时间后，大脑疲劳，头昏脑胀，需要提神解乏，这时可按合谷穴。当出现神昏，晕厥，癫痫发作，需要醒脑开窍时，也可按摩合谷穴。如果因中暑、中风、虚脱等导致晕厥时，可用拇指掐捏合谷穴，持续两三分钟，便可苏醒过来。如果同时配合人中穴，急救效果更好。

需要提醒的是，合谷穴刺激较强烈，体质差的按压要轻柔并短暂。孕妇禁用，以免流产，在古代，合谷穴、三阴交穴等是用来针刺催产的。还有，慢性疾病要长期坚持，不能按一两天觉得没什么效果就放弃了。

更年期虚烦、潮热、盗汗怎么办

源自《金匮要略》的甘麦大枣汤

专业小知识

脏躁症：脏躁是中医专有名词，出自汉代张仲景的《金匮要略》，"妇人脏躁，喜悲伤欲哭，象如神灵所作，数欠伸，甘麦大枣汤主之"。就是说女人精神忧郁，烦躁不安，无缘无故地悲泣，或者哭笑无常，喜怒不定，频频打哈欠，自己不能控制，称为脏躁症。如果发生在妊娠期，称为"孕悲"，敏感焦虑脾气火爆的孕妇就是这种情况。如果发生在产后，称为"产后脏躁"，类似现在的产后抑郁。如果发生在更年期，就与"更年期综合征"非常像了。你看，早在汉代，对这种心理和身体的双重问题就有认识和治疗了。

1. 更年期的女人不好惹吗

有一个段子是这样的：

老爸说："儿子，你妈更年期到了，快救我！"

儿子说："老爸，我现在青春期，别烦我！"

这个腹背受"敌"、两面夹板的老爸着实不易，也反映了很多家庭面临更年期的爱人、青春期的孩子时的无奈。

更年期有多可怕，很多人表示，我家猫见了我妈都是绕着走的，我和我爸基本上只能靠装聋作哑看不见，似乎在大家眼里，更年期代表的就是一个暴躁易怒、歇斯底里、不可理喻的老女人。

更年期的女人真的性情大变猛如虎吗？并不是！很多朋友前半辈子调理得好，更年期平稳度过。它只是人生的一个转折期。我们来聊一下如何缓解更年期综合征，尤其是虚烦、潮热、盗汗等问题。

2. 哪些表现代表更年期来了

更年期综合征是随着养生保健意识增强后，逐渐被关注的一个话题，学名叫"围绝经期综合征"。

它一般发生在 45 ~ 55 岁之间，在绝经过渡期月经紊乱时，各种症状已经开始出现，可持续至绝经后 2 ~ 3 年，仅少数人到绝经 5 ~ 10 年后症状才能减轻或消失。

但是现在因为工作压力大，身体损耗大，40 岁之前的早更（更年期提前）也不鲜见。

更年期对于女性来说，主要有心理和躯体两个方面的变化，调整得好，可以平稳度过，迎来健康的第二春。

第一，心理方面，紧张而焦虑，失眠且健忘，思想不易集中，有的人甚至性格都发生了改变，令家人感到莫名其妙。有时候无缘无故的委屈，多疑，控制不住情绪悲伤欲哭，或者看谁都不顺眼，非常神经质，遇事不再豁达，容易想不开，症状严重的出现抑郁症。

第二，身体方面。更年期的女性月经等第二性征都会发生一定的变化。比如绝经前可有月经周期紊乱，经期延长，经量增加，甚至来潮时如血崩，渐变为停经。也可能月经周期延长，经期缩短，经量逐渐减少而停止；也有少数女性是月经戛然而止。由于雌激素的减少，外阴、阴道、子宫、输卵管、乳腺等组织逐渐萎缩，骨盆底及阴道周围组织逐渐松弛。

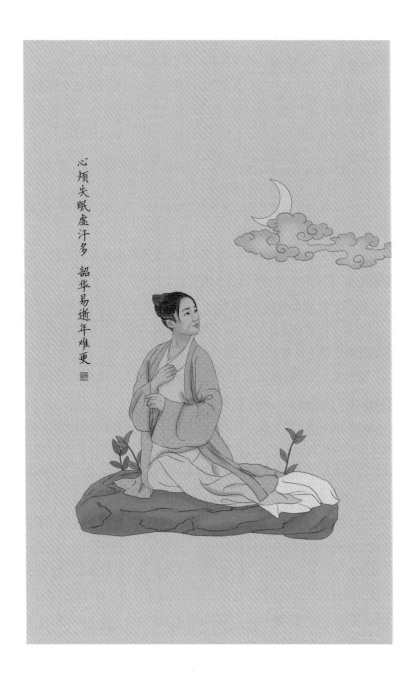

心烦失眠虚汗多 韶华易逝年难更

同时，由于植物神经功能紊乱，常感到头颈部、面颊部一阵阵潮红，潮热出汗，头晕目眩，头痛耳鸣，腰痛，口干，喉部有烧灼感，皮肤发麻发痒，有时有蚁走感，即有蚂蚁在身上爬动的感觉等。当然这些症状不一定都出现。

患更年期综合征的每个人都有不同特点，可以就近找信赖的中医进行针对性调理。

常规的肾阴虚为主（虚烦燥热）者可以用中成药左归丸，肾阳虚为主（怕冷）者可以用中成药右归丸，阴阳两虚者可以用二至丸加二仙汤等。

3. 更年期综合征不是女人的专利

更年期综合征不是女性的专属，男性一样有，而且很普遍。

出现年龄一般比女性晚，如果男性出现以下症状，不要羞羞答答了，要考虑调整心理和生理状况，平安度过这个转折期或者叫多事之期。

1. 眼睛容易疲劳，看书、看电视、看手机等时间过久会感到头痛头晕，老花眼加重等。

2. 牙齿松动，咬不动较硬的食品。

3. 耳鸣或听力明显减弱。

4. 睡眠比以前减少，质量不高或者早睡早醒。

5. 喜欢饮酒的朋友发现酒量大不如前。

6. 对食物口味改变，甚至喜欢吃辣、咸、甜、酸这样一些重口味的物品，说明味觉有减退。

7. 记忆力减退。

8. 喜欢不断地怀旧。

9. 性欲减退或性功能减弱。

10.控制不住地发脾气,性格变得怪异,越来越像老小孩。

11.学习或工作生活精力不如前,甚至有力不从心的感觉。

《黄帝内经》认为,男子以"八"为基数,"八八,天癸竭,精少,肾脏衰,形体皆极,则齿发去"。因此,八八六十四岁是男人的一道坎,每个人具体年龄要看身体衰老的情况,可早可晚,如果在64岁前后出现以上11种情况中的4个以上,就要考虑更年期的可能,需要及时调整心态。

可能查不出器质性问题,不必过于担心,但是也要有针对性地调理,以便顺利度过这个时期。家人要给予必要的关心,一起多参与一些文体活动、社会交际活动,丰富精神生活。

 小金方:甘麦大枣汤

更年期虚烦、潮热、盗汗怎么办?甘麦大枣汤帮您忙!

中医有个特殊的病名叫"脏躁",前面介绍过,类似于现代的癔病、更年期综合征、神经衰弱、产后抑郁等,主要是因为心阴不足、肝气失和。两千多年前医圣张仲景在《金匮要略》中就开出了一个养心安神、和中缓急的药食两用的方子——甘麦大枣汤。

甘草三两,小麦一升,大枣十枚,水煎服。

上三味,以水六升,煮取三升,温分三服。亦补脾气。

汉代时,一升等于200毫升,一两相当于13.92克。所以原方甘草41.76克,小麦是200毫升,水1200毫升。最后煮的汤液是600毫升,一天分成三次温服,每次就是200毫升。

现在食疗建议用量和改良的方子如下:

炙甘草9g,浮小麦15g,大枣10枚。

三味小药,却蕴含了中药方剂君臣佐使搭配的奥秘。

浮小麦是君药,既可以养心又可以疏肝,养心阴,益心气,安心

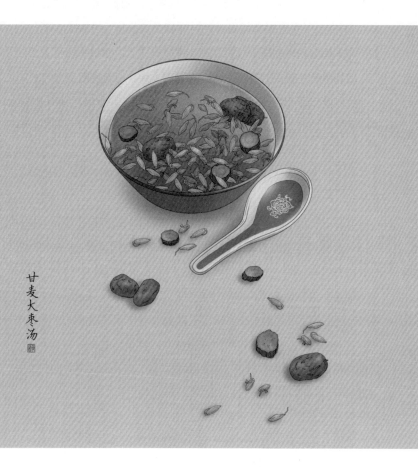

甘麦大枣汤

神，除烦热，止虚汗。

炙甘草补益心气，和中缓急，为臣药。

大枣甘平质润，养心血，益气和中，润燥缓急，为佐使药。

中医认为"汗为心之液"，所以心气虚、心血虚会出汗；"心主神志"，所以上了年纪尤其是更年期时自我感觉就是心里搁不住事，没有年轻人那么经得起事，可是这把岁数什么大风大浪没见过啊，为什么一遇到事甚至很小的事也心慌，这与心气虚、心血虚撇不开关系。

炙甘草、浮小麦和大枣三药合用，补心气、养心血，甘润平补，养心调肝，使心气充，阴液足，肝气和，则虚汗、烦躁、心慌等心气虚、心血虚、脏躁的各种表现就可以缓解。

如果阵发性身热，面赤，汗出很严重，可加9克麦冬帮助养心止汗；

如果心烦不眠，可加9克百合、15克酸枣仁以养肝宁心；

如果频频打哈欠可能心肾两虚者，可加9克山萸肉、9克党参以补养心肾。

注意，这些搭配直接泡茶效果不好，必须要大火烧开后转小火煎煮30分钟以上，才能更好地析出有效成分。原方在煎煮法里有四个字"亦补脾气"，不知道大家注意到没有，就是这个方还能补脾，味道甜甜的，甘味入脾，所以甘甜的物品，像一些米面主食类的就能补养脾胃。

浮小麦是什么呢？

它是小麦中的瘪麦子，抓一把扔到水里浮在水面的，一些大药店能买到，很便宜，但是现在庄稼都种得好，我有个学生跑了几个药店才买到浮小麦，结果回来我往水里一泡，全沉底了，这是浮小麦吗？不行就用麦麸加小麦仁好了。所以，实在买不到，大家平常也可以用小麦仁，经常来煮粥喝。

　　说到麦子，我们稍微发散下思路，聊聊几种药食同源的麦类物品。

　　小麦甘凉，除烦养心。

　　浮小麦（小麦中干瘪不成熟的）止汗，还能治疗骨蒸潮热，所以虚汗出得多的要用浮小麦，效果比小麦好。什么是骨蒸潮热？"骨"表示深层，"蒸"是熏蒸，形容有热气从骨子里往外透发出来。

　　大麦味甘性平，消食除胀，我们去韩国料理店里喝的大麦茶就是这个。

　　我们再说说甘草。

　　甘草片很多朋友都熟悉，镇咳祛痰的。甘草这味药外号"国老"，就是"帝师"，在千方百草当中，是皇帝老师一样的存在。

　　甘草治病还有个小故事。从前，在一个偏远的山村里有位草药郎中，有一天，郎中外出给一位乡民治病未归，家里又来了很多求医的人。郎中妻子一看这么多人坐在家里等她丈夫回来治病，而丈夫一时又回不来。她暗自琢磨，丈夫替人看病，不就是那些草药嘛，一把一把的草药，一包一包地往外发放，我何不替他包点草药把这些求医的人们打发了呢？她忽然想起灶前烧火的地方有一大堆草棍子，拿起一根咬上一口，觉得还有点甜，就把这些小棍子切成小片，用纸一包一包地包好，一一发给那些来看病的人，说："这是我相公留下的药，你们拿回去用它煎水喝，喝完了病就会好的。"那些早就等得着急的病人们一听都很高兴，每人拿了一包药告辞致谢而去。过了几天，好几个人拎了礼物来答谢草药郎中，说吃了他留下的药，病就好了。草药郎中愣住了，他妻子心中有数，悄悄地把他拉到一边，如此这般地小声对他说了一番话，他才恍然大悟。他问妻子给的是什么药，他妻子拿来一根烧火的干草棍子说："我给他们的就是这种干草。"草药郎中问那几个人原来得了什么病？他们回答说，有的脾胃虚弱，有的咳嗽多痰，有的咽喉疼痛，有的中毒肿胀……可现在，他们吃了"干草"之后，病已经全部好了。从那时起，草药郎中就把"干草"当作中药使用，用以治疗脾胃虚弱、食少、腹痛便溏、咽喉肿痛、消化性溃疡、痈疽疮疡，解药毒及食物中毒；不单如此，郎中又让它调和百药，每帖药都加一两钱进去，并正式把"干草"命名为"甘草"。从此，甘草一直沿用下来。

中药方子里总是少不了甘草的影子，主要发挥的就是调和诸药的作用。但是有细心的朋友会注意到，有时候是生甘草，有时候是炙甘草。有什么区别呢？生甘草就是甘草直接晒干入药的，性平味甘，补脾益气，清热解毒，祛痰止咳，缓急止痛，调和诸药。炙甘草是生甘草切片用蜂蜜拌匀，再炒至不粘手取出摊晾入药，增加了补脾和胃、益气复脉的功效。

除了甘麦大枣汤，我还推荐一款同样来自《金匮要略》的小金方——百合鸡子黄汤。

原文记载百合七枚（擘），鸡子黄一枚。上先以水洗百合，渍一宿，当白沫出，去其水，更以泉水二升，煎取一升，去滓，内鸡子黄，搅匀，煎五分，温服。

具体做法就是：百合 7 片，洗净后加水浸泡一晚，出白沫之后倒掉水，加水二升大火烧开转小火煮至一升，大概 20～30 分钟，煮开后滤出百合，打鸡蛋黄进去搅匀了再煎煮 5 分钟即可温热服用。

百合为清补之品，能养心阴，清心火，去虚烦，安心神，是常用的食补佳品。鸡蛋黄有滋补阴血之功，《本草再新》中说，鸡子黄补中益气，养肾益阴。百合与鸡子黄同用，既能滋补心肾，又能清心安神，食疗效果较为突出。妇女更年期综合征、焦虑抑郁、惊悸心烦不宁者，可以常吃此药膳。此方最好在睡前 1～2 小时服，可以助睡眠。

· 小彩蛋：三阴交穴 ·

三阴交穴在小腿内侧，足内踝尖上3寸，胫骨内侧缘后方。为足太阴脾经、足少阴肾经、足厥阴肝经的交会穴，所以叫三阴交穴。常按揉此穴可调补肝、脾、肾三经气血，对治疗内分泌失调，防治现代文明病（高血压、糖尿病、冠心病等）效果都不错，同时也被称为女人的不老穴，对妇科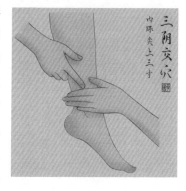病症有着良好的治疗效果，还能够起到补血养颜抗衰老的作用，是让女性青春永驻的首选穴位；也是治疗男子性功能障碍最常用的穴位之一。

刺激三阴交穴可以采用按揉的方式，用拇指指腹按揉三阴交穴100～200次，每天坚持按摩，能够防治月经不调、痛经、带下病等妇科病症。还可以利用温和灸来刺激三阴交穴，将艾条点燃置于三阴交穴上，距离皮肤2～3厘米处进行施灸，以穴位皮肤温热，但无明显灼痛感为度，每次艾灸三阴交穴10～20分钟，每天一次，可以有效地改善水肿、心悸、痛经、月经不调等病症。

刺激三阴交穴也可以采用刮痧的方法，用角刮法从上向下刮拭三阴交穴3～5分钟，以穴位皮肤潮红或出痧为度，隔天一次，可以有效地缓解痛经、水肿等病症。

按摩三阴交，首先要正坐，抬起一只脚，放置在另一条腿上，然后一只手的大拇指除外，其余四指轻轻握住内踝尖；大拇指弯曲，用指尖垂直按压胫骨后缘，会有强烈的酸痛感；每天早晚各按1次，每次大约揉按1～3分钟。

另外，三阴交穴是一个智能调节穴位。当血压过高或过低，每天中午

11点～13点，心经当令之时，用力按揉两条腿的三阴交穴各10分钟，坚持两三个月，能帮助调节和稳定血压。注意，三阴交穴刺激强烈，孕妇禁用。

更年期综合征的朋友平常还要注意：

1.多运动。但是要记住运动的八个字原则"动静适度、持之以恒"。以"轻、柔、稳"为原则，宁少勿多，宁慢勿快，循序渐进，比如太极拳、太极剑、八段锦、五禽戏等，广场舞也可以跳起来。我认识一位60多岁的阿姨，每天清晨6点出去练太极剑，后来参加比赛还拿奖了，她告诉我，到了这个年纪，睡不着，活动活动，跟朋友交流交流，心情好了，身体舒坦了，更年期不知不觉就过了，自己还学到了新技能，从太极剑"小白"变成了"大师"，心里美着呢。

2.多读一些相关书籍，了解相关知识，对更年期会产生的不适症状有一定的了解，做好心理准备，减少困扰，有时候恐惧担心烦躁都是起源于不了解。

3.学会沟通和宽容，及时宣泄不良情绪。长时间将烦恼压抑在心中，一个人生闷气，容易积郁成疾。及时与朋友、家人或同事沟通，宣泄不良情绪，彼此理解。多宽容，保持乐观情绪。不苛责自己，也不苛责他人，学会宽容体谅。保持良好的心情，转换角度，用积极的心态看事情。

细数那些花花草草"无害有效"减肥茶

源自宋宫、清宫的减肥茶

专业小知识

轻身：在古籍中经常看到"轻身"两个字，尤其是中药书，比如大家耳熟能详的《神农本草经》《本草纲目》等，可是大枣、龙眼也写了能轻身，让很多朋友产生了疑问，这些补益气血的物品能减肥吗？其实，轻身并不等于减肥，更确切地说是身体轻盈，头脑清明，精力充沛，生机勃勃。用大枣、龙眼补气养血了，用薏米、茯苓祛湿利水了，都可以让人摆脱疲劳沉重，达到身轻体健的美丽健康状态。

1. 自律的人都管理得好自己的身材

2017年曾有一条新闻："上海某著名小学招新生，面试家长，看家长身材，肥胖的不要。"新闻一出，家长们顿时炸了锅。赞同的留言："太赞了！家长身材肥胖可以反映出一些问题，肥胖是长期不注意饮食和运动造成的。家长连自己都没管好，你相信他们会管好孩子吗？自己都没有信心去坚持的东西，还会指望他们鼓励孩子去坚持？"

"教育孩子最好的方法是让自己变得优秀，给孩子做榜样。如果想让你的孩子成为你想象中的那个人，那么，你先成为那个人吧。"

……

这个社会对胖子真的不太友好：找对象时被嫌弃，找工作时受歧视，好不容易找到对象结婚生子了，以为生活上了正轨，结果，没想到身材还能影响下一代的教育。

果然，这不仅是个看脸的时代，还是个看身材的时代。

不过，能管好自己身材的人，确实一般都比较自律，生活井井有条，而臃肿的身材背后，可能是一团乱糟糟的生活。所以有人说，判断一个人所属的阶层，看他 / 她的身材就知道了。

"窈窕淑女，君子好逑。"减肥是亘古不变的永恒话题，你去问不同的女孩子，从 90 斤到 190 斤的，几乎都动过减肥的念头。

2. 测试一下自己是肥胖吗

胖不胖，肉眼看一下就知道了，何必兴师动众？非也！很多瘦子为什么一体检就血脂超标，因为内脏已经"肥得流油"啦。

1. 体重指数（BMI 指数）：体重 (kg)/ 身高 (m) 的平方。按中国标准来对照，BMI 指数在 18.5 ～ 23.9 之间为正常体重，大于 24 为超重，大于 28 为肥胖。

2. 腰围：男性腰围大于 90cm，女性腰围大于 85cm，都属于腹型肥胖。

3. 腰臀比（腰围：臀围）：男性的腰臀比大于 0.9，女性的腰臀比大于 0.8，可认为属中心性肥胖，腰臀比还可判断内脏的肥胖程度。

4. 体脂肪率：它反映人体内脂肪含量的多少，当男性体脂＞25%、女性＞30%，就是肥胖一族。

根据以上的标准，大家可以测试自己的体重处于什么状态，如果发现自己的体重处于超重状态，应开始积极控制。一旦放纵，变成肥胖人士，减肥道路会更加艰巨。

3. 实胖虚胖，你属于哪一种

减肥没有效果，到达瓶颈不再变化，成功之后迅速反弹，喝点凉水都长肉，到底为什么？也许你没找到胖的根源，虚虚实实没搞清楚。最牢靠的方法就是由正规医院来判断，看看你身上的肉究竟是哪一方面原因引起的。但其实虚胖和实胖还是很好区分的。

虚胖最常见的是脾胃气虚或肾阳虚，导致体内新陈代谢缓慢，无法保持气血的畅通，就会产生湿气代谢垃圾等堆积。虚胖的朋友，平常很少运动，肌肉松松垮垮，容易疲劳，整天懒洋洋的，说话有气无力，不愿意多讲，饭量不大，冬天怕冷，夏天爱流汗。下半身可能比上半身更胖一点。这种朋友的减肥一定要健脾养胃、温肾助阳，不能一味去排去泻，那句"吃完这顿才有力气减肥"说的没错！

实胖是真胖，一般体质很棒，浑身充满力量，吃饭比普通人多出一倍或好几倍，口壮，胃口好，爱下馆子，吃得油腻，用老百姓话说叫"膀大腰圆"。对于这样的人，他们身上的肉虽然比较肥，但是弹性十足，比较坚固。这类朋友别客气，需要对自己狠一点了，管住嘴、迈开腿，一个都不能少。

但是，千万不要像我的一位朋友一样，每次出去玩回来，打开微信运动排行榜，看到自己步数过万，就有一种成就感。啊！今天喝的两杯奶茶和一顿火锅都走没了！又要瘦了！

还有我的一位同事，午休时间吃完好吃的，再逛一逛商场，感觉不撑了，甚至还有点饿，以为自己刚才吃的大餐已经被消耗掉了……

拜托！你那不是消耗了，是消化了。

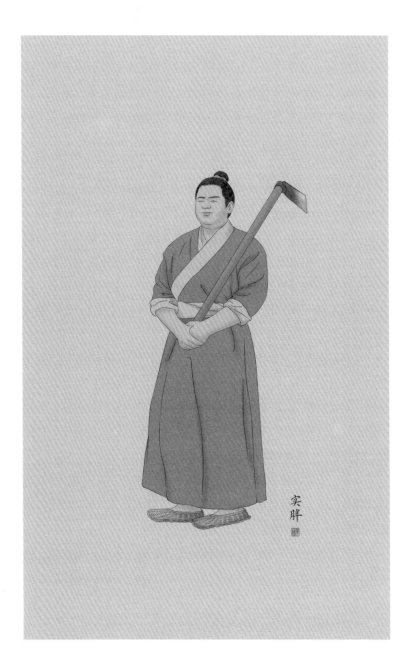

实胖

小金方：来自宫廷的减肥茶

提到减肥，管住嘴，迈开腿，再加上排出多余的代谢垃圾，没有其他捷径了吧。前两个要靠自我修炼，最后一个可以借助外力，比如一些中药代茶饮。有的可以利尿，有的可以通便。

利尿的中药有荷叶、冬瓜、番泻叶、淡竹叶、玉米须等。我们经常看到的减肥茶就是这些组成的，但是小便增多了，喝一杯水体重又回来了。记得在刚上大学的时候，上中药课，说到番泻叶能利水消肿，我们女同学的杯子里齐刷刷地泡上了这个"小神药"，结果女厕所排长队了，被老师臭骂一通。

通便的中药有芦荟、桃花等。我来介绍一下它们的简单食用方式。

芦荟可选择库拉索食用大芦荟，剖去外皮，洗净后切成小块，沸水中焯3分钟左右，取出晾凉后调入饮品中饮用，如薏米芦荟饮、芦荟酸奶等。芦荟皮杀虫止痒，别扔了，可以用来泡脚，对缓解脚气瘙痒有很好的效果。芦荟皮与芦荟肉之间流出的黄色汁液含有大黄素，能润肠通便，但是容易引起过敏，便秘者可以食用，但是护肤要避开这种黄色的汁液。

桃花可以用5～10粒，每天一次，代茶饮，用十天左右即可。药王孙思邈的《备急千金要方》中记载："桃花三株，空腹饮用，细腰身。"可见其减肥轻身作用早就被认识了。

但是桃花通利作用很峻猛，基本见效即收，以免损伤津液。有一次，我在书院给中医爱好者讲养生课，一个学员上午上课前说，老师，我便秘好几天了，怎么办？我抓起一小撮桃花，大约10粒左右，让她一边喝桃花茶，一边听我讲课，结果你猜怎么着，下午的课她没来，后来才知道，她上午喝完有便意但是没有排出来，自己中午又抓了一把桃花泡上了，下午直接"驻扎"厕所了。所以，我看到现在

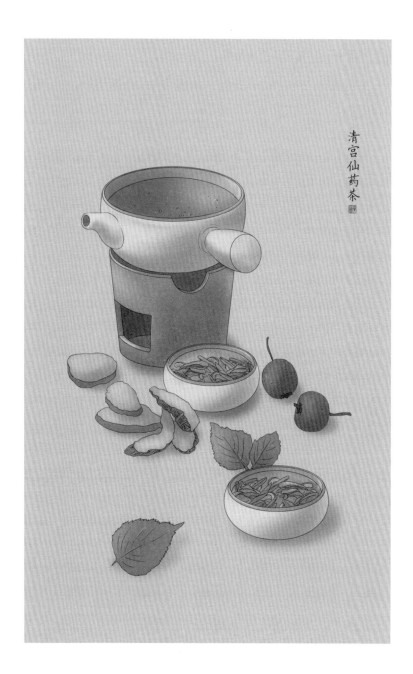

清宫仙药茶

到处都能买到桃花茶的时候，挺忧心的，怕大家当成比较温和的菊花茶、大麦茶一样长期喝，伤了身体。

1. 清宫仙药茶

很多朋友为了追求所谓的模特身材，使用各种不合适的减肥产品，最后肉没减下来，健康却亮起了红灯。我向大家推荐一个特别适合"食肉一族"的清宫仙药茶，因为肉类菜肴在清代满族菜谱中占主导地位，这个茶应时应景，有消脂减肥、活血化瘀的功效，适合高脂血症和肥胖者。

药茶记载在《太医院秘藏膏丹丸散方剂》中，将紫苏叶、石菖蒲打成粗末，与上等茶叶（原方是六安茶，也可用其他好茶）、泽泻丝、山楂丝各等量拌匀，储存在茶盒中。每次用 6 ～ 10 克，开水冲泡，代茶饮，一般上下午各泡 1 杯。

紫苏叶宽胸理气，石菖蒲和胃化痰，泽泻利水泄热，山楂消积去腻，五种合用，可以阻滞脂肪类物质的吸收，减少肠道内毒素的产生，减轻有毒物质对人体的侵害，堪称减肥降脂不可多得的良方。茶叶的兴奋与菖蒲的镇静相反相成，利于调节大脑的平衡状态。每天坚持饮用，可收到意想不到的效果。

2. 神仙服泽泻令人轻身健行不老方

宋代《太平圣惠方》中记载的一个方子——"神仙服泽泻令人轻身健行不老方"，取泽泻 500 克，晒干后研成细末，瓷盒收藏备用。每次用 10 克，白开水冲调服用，有利水渗湿、泻热减肥的功效。

现代研究证实，泽泻利尿作用显著，能降压、降血糖、抗脂肪肝，看来古人称其能"消水""轻身""主头旋耳虚鸣"及"消渴"是有一定科学根据的。消渴是中医的病名，类似于糖尿病"三多一少"的表现。但泽泻有毒性，每人每天 6 ～ 9 克即可，连续使用不要超过 1 个月。服用过量会引起的恶心，反胃、呕吐等，长期使用还可能引发更严重的问题，应在医生指导下使用。

3. 荷叶轻身茶

"要得瘦，荷叶泡茶喝一篓"，自古以来，荷叶就被奉为瘦身的良药。它具有清暑利湿、升发清阳、祛瘀止血、减肥降脂的作用。现代研究发现，荷叶碱中含有多种有效的化脂生物碱，不仅能分解体内的脂肪排出体外，还能形成一层隔离膜，阻止脂肪吸收和堆积，其油脂排斥功效可让人对荤腥油腻的食物渐渐产生反感。

荷叶用多大量，怎么用合适呢？

鲜荷叶 15 ～ 30g/ 人 / 天，干荷叶 3 ～ 9g/ 人 / 天，不必煎煮，沸水冲泡 5 分钟即可。如果平常喜欢吃油腻的食物，可以搭配 3 克山楂干；如果面食吃得多，可以搭配 5 克炒麦芽。

明太祖朱元璋的御医戴思恭在《证治要诀》中还记载了一种用法："荷叶适量，烧存性，研末，收贮备用。每用适量，米饮调服，每次 6 克，每日 3 次。"这个方子有一点值得借鉴，就是米汤送服荷叶灰末，这种一边轻身减肥一边调养脾胃的方式，真是健康享"瘦"的典范。

荷叶虽然不像药物那样立竿见影，但对"三高"即高血压、高血脂、高胆固醇人士，中老年朋友以及希望保持身材苗条的女士来说应该是比较理想的选择。

· 小彩蛋：吃出好身材 ·

调理脾胃的方法大家也杂七杂八地学了很多，厨房里还有一味健脾养胃的药食同源物品，你关注使用到了没有？

这就是白芸豆！

白芸豆味甘性平，具有健脾利水、温中下气、利肠胃、止呃逆、补肾等作用，对缓解虚寒呃逆、胃寒呕吐、喘息咳嗽、食欲不振、大便溏泄、

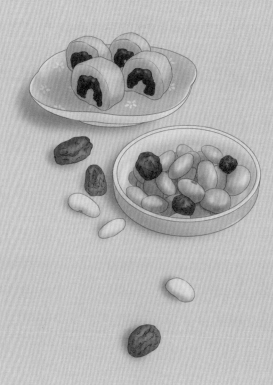

芸豆卷　话梅芸豆

水肿等均有一定帮助。而且高钾、高镁、低钠，能提高免疫力，抗肿瘤，尤其适合心脏病、动脉硬化、高脂血症、低钾血症和忌盐限盐的朋友食用。更可贵的是它是一种天然的淀粉阻断剂，能有效阻断高淀粉类食物比如米饭、面食、杂粮及相关零食和糕点中淀粉的分解和摄取，减少人体最大的脂肪来源，是减肥的理想食物。

怎么吃白芸豆呢？

相信很多朋友会说熬粥放进去呗！这样未免太无趣。我教大家做一个酸甜可口、老少皆宜的小餐点——话梅芸豆。用白芸豆200克提前浸泡一夜，武火烧开后转文火煮20分钟，加入九制话梅8颗，大枣5枚，再文火煮20分钟，以豆熟但不烂为度。汤汁中浸泡一夜更加入味。就这么简单一锅烩，养生小点话梅芸豆就做好了，不妨一试。

俗话说"一白遮百丑，一胖毁所有""三月不减肥，四月徒伤悲"。不要再祈祷穿越回唐朝了，赶紧健康享瘦吧！

三

健康宝宝养成记

孩子感冒反复发烧怎么办

源自《伤寒论》的小柴胡汤

1. 孩子发烧是每个家长心中的痛

孩子发烧是每个家长都绕不开的结，看到宝贝的小脸烧得红彤彤的，浑身滚烫，新手爸妈难免手忙脚乱，如果孩子的精神状态和食欲也不好，老手爸妈也无法淡定了。物理降温、中药怕无效，吃退烧药却发现掐着时间吃，掐着时间降温，掐着时间又烧起来，非常无奈。

有的爸妈家中常备感冒药、退烧药，只要孩子一生病，就凭"经验"喂上，但这个"经验"靠谱吗？有的爸妈倒是省心，只要孩子一生病，抱起来冲向医院，见到医生就觉得万事大吉，那么小的人扎着头皮针，做着雾化吸入，看着都让人心疼。感冒发烧了饮食本来应该力求清淡，容易消化，以流质和半流质为主，所以稀粥烂面条配上适量的青菜水果是首选，可是有的爸妈心疼生病的孩子，也为了提高抗病能力，变着花样地做各种肉鱼禽蛋，孩子不仅烧退不下去，还积食了，发热更严重。

2. 为什么小孩火力足，容易发烧

小孩是"纯阳之体"，这个说法最早见于《颅囟经》："三岁以下，呼为纯阳，元气未散。"这句话起码有两层含义：生理上发育代谢旺

盛，病理上容易化火。

小孩在生长过程中，表现为生机旺盛、代谢迅速，就像旭日初升，草木始萌，蒸蒸日上、欣欣向荣是对小孩生机旺盛、发育迅速这一生理特点的高度概括。所以，小孩表现出的状态是抓东西很有力，经脉通畅，手脚温暖，像个小火炉。摔倒了自己爬起来，摔不坏，就像充满电的陀螺，筋骨柔软不疲劳，精力充沛。小孩子的病，80% 是"上火"的病。

因此，小儿养护注意以下几点：多喝水，别太捂，大小便通畅（大便畅通，小便不黄）。苦寒类的药注意不要轻易吃（不能一上火就给孩子吃消炎、清火药，苦寒药伤胃，孩子吃了苦寒药就会食欲不好，气池（鼻子周围三角区）发青、体质虚弱等就表现出来了。

3. 不是所有的发烧都是坏事，"生长热"变蒸了解一下

隋唐时期有个医家叫巢元方，他写了部医学著作《诸病源候论》，其中谈到了一个很重要的学术观点——"变蒸"。什么叫变蒸？变就是变化，蒸实际上就是发热，通俗点说就是成长变化当中的发热，俗称"烧长"或"生长热"。在古代医学家的描述中，有 32 天一蒸的，有 64 天一蒸的，有 72 天一蒸的，不尽相同。

实际上这种变蒸发热的过程就像生豆芽。把一把豆子放在水里，天天用凉水泡它，它永远也长不成豆芽，要想它发芽，一定要有适当的温度，温度升高后它才开始生长、开始发芽。小孩在生长发育当中，有着类似的过程。婴幼儿的"变蒸"，是一种正常的生理性发热，对孩子的身体并没有害处，反而有利于孩子的生长发育。

生理性发热有几个特点：

一是孩子发热后（以低烧为主，偶尔出现高烧），给他个玩具还能抓能玩，还能咿呀学语，跟你交流，仍然有精神不打蔫。

二是耳朵发凉、屁股发凉。

三是上唇内侧出现"变蒸珠子"，即小米粒大小的白色泡珠。

这种情况下，孩子的发烧是正在"变蒸"的表现，建议家长不要着急，别轻易给孩子服退烧药。此时如果用药物来治疗，反而会影响他的生长发育。最好用毛巾浸温水拧干后，擦孩子的腋下、大腿根、后背、前胸等部位，用物理方法帮他降温。

在饮食上，让孩子吃清淡一些。如果孩子正在吃奶，做妈妈的饮食也要清淡一些。同时要随时观察孩子的发热程度。注意给他补充水分，多注意休息，出汗了及时更换干爽的衣物，帮助孩子把这一关渡过去。

变蒸的另一种表现就是学龄前或学龄期儿童的"生长痛"。有些学龄前的儿童常常向家长诉说："妈妈，我腿痛。"轻的一说就过去了，重的则痛得晚上睡不着，需要爸爸妈妈不断用手去抚摸双腿。家长担心孩子腿受了伤或患了病，到医院检查后又都正常，没有任何问题。这是什么原因呢？人体的生长发育是有规律的，一个时期体重增加占优势，另一个时期身高增长占优势，二者交替出现。当身高增长速度太快时，就会出现小腿肌肉牵拉感或疼痛感。这种疼痛多发生在晚上睡觉或白天午休时，一般不需要治疗就可以自行缓解，家长不用担心。

4. 孩子发烧了只能靠抗生素吗

抗生素有个最大的特点，就是杀敌一千，自损五百。

细菌也分好坏，但是抗生素不管那么多，一股脑地涌进身体里，不分敌友就"大开杀戒"。这就是为什么很多孩子用完抗生素后虽然症状没有了，但体质却越来越弱。抗生素被称为"虎狼之药"，是大苦大寒的性质，用起来最伤脾，脾受损了，消化吸收出现了障碍，体质自然会变差。还有一些用雾化吸入抗生素的，不仅伤脾还伤肺，硬是把一次性问题吸成了长期困扰。一般孩子冬天莫名其妙咳嗽还咳吐清稀白痰的，我一问诊，八成有滥用抗生素的经历。

有人可能会说，我用抗生素怎么没什么感觉？没感觉，不代表没有伤害呀！我们自身是有免疫系统的，每一次病毒的入侵，都会增强免疫系统的记忆，所以每一次生病都是对病毒库的升级和更新。当病毒库的级别越来越高时，生的病就会越来越少。也就是我们常说的，孩子生病本身就是提高自己的免疫力。所以，家长要正确面对孩子发烧这件事，别让孩子在一次次的输液中，丧失了自身免疫力提高的机会。

其实只要辨证准确，中药退烧十分快捷有效，这个在 SARS 和新型冠状病毒肺炎中都有验证。但是因为好医生常不好寻，又长期戴着"慢郎中"的帽子，所以在发烧时，中药反而成了可有可无的辅助或者西药实在退不下去时的"死马当活马医"，可悲啊！

小金方：《伤寒论》小柴胡汤

《伤寒论》是"医圣"张仲景在东汉时期出品的一本书，被誉为中医四大经典之一。《伤寒论》很多方子在国内外被称为"汉方""经方"，药味较少，效果良好。我推荐的小金方就是从《伤寒论》小柴胡汤化裁而来的。

小柴胡汤在原书中主要治疗的是四个主症，分别是寒热往来、胸胁苦满、默默不欲饮食、心烦喜呕。简单来说，就是一会儿冷一会儿热，胸胁部觉得胀满，不想吃东西，心烦想吐。是不是跟很多孩子感冒发烧的状态是一致的？

小柴胡汤由柴胡、半夏、人参、甘草、黄芩、生姜、大枣七味组

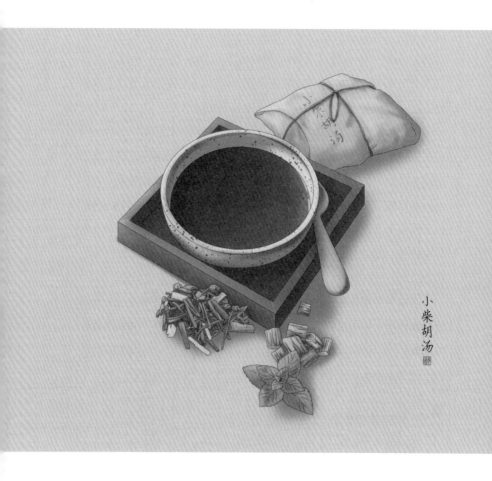

成，有中成药小柴胡颗粒售卖，孩子用量小，自己熬起来很难控制量，不如直接买成药方便，我要说的是怎么给孩子喝这个药。

我们来熬个小药汤冲颗粒剂服用。

发烧的时候，只要一出汗，烧就会退，怎么出汗呢？捂着首先不可取，多运动多活动也不可取，剩下的就是喝点热汤热水了。

有朋友要说了，那我知道，喝姜汤！再加点葱白、香菜根、大白菜根！但是孩子不喜欢辛辣刺激的味道，怎么办？

首先我们要搞清楚，你的孩子适不适合喝姜汤。

感冒最常见的有风寒和风热两种类型，主要区别是汗、痛、涕。顾名思义，风热感冒是受热引起的，症状为发热有汗、咽喉红肿疼痛、流黄鼻涕。越喝姜汤嗓子越疼越难受。风寒感冒是受寒引起的，症状为身冷无汗、关节肌肉酸疼、流清鼻涕。风热感冒用金银花、板蓝根、菊花、大青叶等。风寒感冒要发汗，才用到生姜、葱白等，这时候，妈妈的姜汤就派上用场了。

但是孩子不喜欢生姜的味道怎么办？我们来换个味道不刺激的，不管风寒风热感冒，只要发烧了都可以用的小方子。6岁以下孩子用荆芥、薄荷、芦根各5克，洗净后煎煮5分钟，冲泡小柴胡颗粒半袋（2岁以内可以用1/4袋），多次少量频服（就是慢慢小口嘬，不要一口闷的意思），喝到额头、身上微微发汗即可。

荆芥祛风解表散寒，薄荷疏风散热、清利咽喉，芦根清热生津、除烦、止呕、利尿，6岁以上的孩子和大人可以用量加倍，就是荆芥、薄荷、芦根各10克。这个方法是我从我的老师那里传承的，我的师爷是近代伤寒大家刘渡舟先生。自家孩子、朋友亲戚家的孩子发烧我是屡试不爽，注意，千万不可煎煮太久，否则薄荷和荆芥的有效成分都会失效。

芦根被称为"穷人的退烧药"，这里面还有个故事。过去有个穷人，孩子发烧满脸通红，昏睡不起，可是却买不起药铺里的退烧神药羚羊角，无奈之下在药铺门口大哭起来，有个好心人过来跟他说："退烧不一定非吃羚羊角不可，我教给你个法儿，不花一分钱，就可以退孩子的烧。你到池塘边挖些芦根，用水洗净后，给孩子煎成汤药喝，烧就自然退了。"穷人听了，连忙到村外池塘边上挖了些鲜芦根，用水洗去根上的泥沙，切成半寸长，煎成汤给孩子灌下去。果然，三付药过后，孩子烧退病愈。从此以后，村里的人都知道芦根能解大热，是一味退烧药，谁家有发高烧的病人，便去挖些芦根，再也不去买昂贵的羚羊角了。除了能退烧，芦根还能解河豚毒。有一次我讲课时有个学生是开饭店的，听到这一段很兴奋，下课跟我说，老师，我饭店的特色是河豚，以后我配上芦根茶，有特色还万无一失。

·小彩蛋：小儿推拿退烧·

小儿推拿退烧可谓知名度很高，粉丝众多。管用不管用呢？看口碑和疗效就知道了。怎么推呢？很多妈妈都想学几招，分享给大家一个最简单有效的招式——清天河水。

位置：前臂内侧正中，自腕横纹至肘横纹呈一条直线。

手法：推法——以食、中指指腹，在穴位上做直线推动。

操作：用食、中二指指腹自腕推向肘部，称"推天河水"或"清天河水"，推 100～200 次。

功用：此穴性温凉平和，能清热解表、泄火除烦，用于治疗热性病症，清热而不伤阴。

要领：用力宜柔和均匀，推动时要有节律，频率大约每分钟 200～300 次。推的方向一定是从腕到肘，不可反向操作。

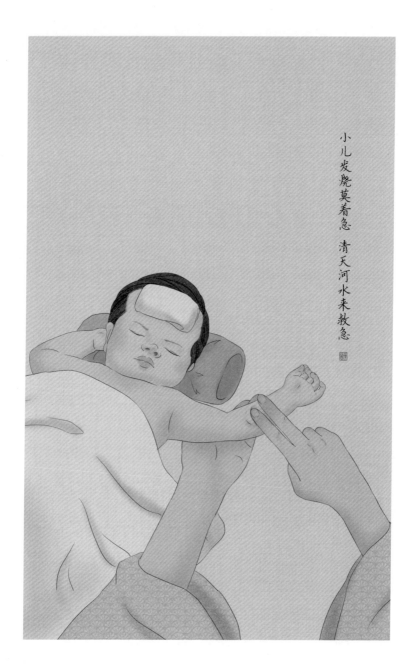

小儿发烧莫着急　清天河水来救急

孩子消化不良、不爱吃饭怎么办

源自《丹溪心法》的大山楂丸

专业小知识

"三不足两有余"：这是对孩子肝、心、脾、肺、肾五脏生理特点的描述。中医认为，孩子的五脏是"三不足两有余"，哪三不足？肺常不足，脾常不足，肾常不足；哪两有余呢？肝常有余，心常有余。有余就是多了，比如容易心肝火旺；不足就是少了、虚了，比如肺气虚容易感冒，脾气虚容易消化不良，肾气虚容易生长发育迟缓等。

1. 不要小胖子、小瘦子

在我们国家，有一个特别有意思的现象，大人"以瘦为美"，小孩"以胖为美"。

谁家生了个大胖小子，出门抱着一个胖嘟嘟的小宝宝，朋友聚餐时孩子吃得津津有味哪怕狼吞虎咽，都是羡煞旁人的，分分钟就会有人跟你讨教养子秘方。

有一天我在公园带孩子玩，上午十点左右，一个奶奶一边追着三岁左右的孙子喂炒饭，一边跟我说："你家孩子一看就是胃口好，身体结实，怎么养的啊。我家孩子就不爱吃饭，愁死我啦。"我说："您这点儿吃的是什么饭啊。"奶奶说："哪有什么点儿，我随身给宝宝带饭，这饭盒能加热，不凉，趁他高兴就塞一口。就这样，一天也喂不进去多少。"

一石激起千层浪，旁边有家长说："我家孩子吃的挺好，但就是瘦，总担心营养不良。""瘦点不要紧，只要身体好不生病就行，我家孩子不爱吃饭，就爱生病。""我家孩子有一阵儿肉吃多了，伤着了，现在看中医调理脾胃呢。"大家七嘴八舌，交流的不亦乐乎。

吃好、喝好、身体壮壮的，不生病，是每个家长对孩子最单纯的健康希望，但却总是有一些消化不良、不爱吃饭、总爱生病的"虚胖子""弱瘦子"让家长焦心，人非草木，孰能乱养？我来聊一下孩子养护脾胃这点事儿。

2. 为什么孩子呼吸系统和消化系统的问题最多

中医认为，孩子的五脏是"三不足两有余"，肺、脾、肾三脏常不足，心、肝常有余。

比如孩子正常情况下脾就是有点不足，消化系统还不成熟，消化能力弱，虽然需要营养物质，但吃得过饱不知道节制，胃肠负担过重，选择食物不辨优劣，垃圾食品塞一肚子，会引起肚子胀、肚子疼、腹泻、积食、肥胖等多种问题。

由于孩子脏腑娇嫩，肺常不足，身体的防御机制较弱，外邪入侵，通过口鼻、皮肤常先伤肺，出现感冒咳嗽、哮喘、肺炎等呼吸道问题。很多家长就怕冻着孩子，穿得厚厚的。去年冬天，我一个同事因为家中暂时没人照看孩子就带来单位上了一天班，孩子三岁，很瘦小，穿得很臃肿，我数了数，上身保暖秋衣、羊毛衫、薄棉衣加厚羽绒服，下身保暖秋裤、毛裤加羽绒外裤。同事跟我说孩子经常感冒，还不爱吃饭，我很认真地告诫她，孩子穿的跟你一样多就行了，现在穿得简直比老人还老人，真是"有一种冷是你妈觉得你冷"，赶紧去研究下

"要想小儿安，三分饥与寒"，不然孩子会有生不完的病，吃不完的药。

饭吃七分饱，衣穿七分暖，孩子活动量大，穿得跟父母差不多厚薄即可，但是因为体温调节没有完全发育好，所以要勤快点，及时穿脱衣物，尤其冬天外面冷，夏天屋里空调冷，进出时要注意。

3. 食欲不振和消化不良不是一回事

食欲不振和消化不良表现出来都是不爱吃饭，但一个是没有胃口吃，一个是没有地方盛。也就是说，一个需要健脾开胃，是脾胃偏弱；一个需要消食导滞，是脾胃积滞。

我们的脾胃好比家里的果汁机、破壁机，大家注意过没有，放的蔬果太多了它不转，或者挺高端的机器却打出来渣滓很多，因为食物太多了，能力达不到了，消化不良就是这个道理，积滞了。而放多放少都不转呢？那就是机器不行，出毛病了。

出现这些问题怎么办呢？机器坏了换机器，机器没坏则应注意每次用完清洗干净别有残渣堵塞，放入的蔬果适量。但是我们的身体可没有以旧换新，只能修修补补，因此调理小朋友的消化问题，一是强健脾胃，二是少吃点。他就是个小马，你给他拉个大车，拉不动，他就放弃了。所以吃什么拉什么，吃很多也很瘦，这就是脾常不足。

4. 若要小儿安，三分饥与寒

老话说："若要小儿安，三分饥与寒。"这句老话确实有点"老"，来自明代医学家万全的《育婴家秘》。他根据小孩的阴阳、五脏等体质特点，以及人们养育儿女时过分强调暖衣、饱食等问题提出的建议。

"三分饥"字面上的含义，似乎是指孩子吃饭只能吃七八分饱，保持三分饥饿，实际上指的是一个饮食原则，提醒家长平常不应该让

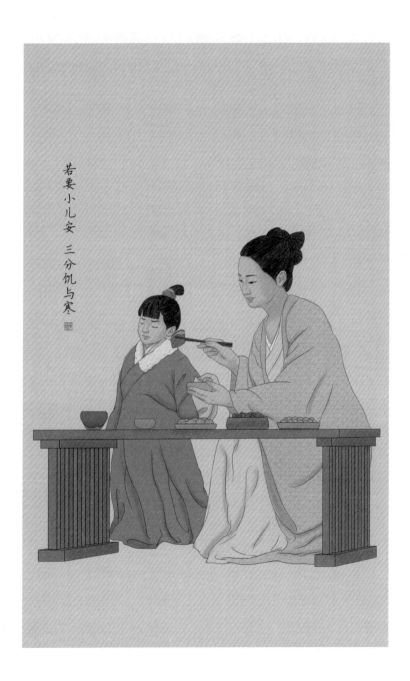

若要小儿安　三分饥与寒

孩子贪食、吃得太饱。如果孩子经常吃得太饱，容易引起食物在消化系统的积滞，增加消化系统的负担，不能及时消化的食物还有可能引起积食、消化不良、腹痛、便秘等，进而影响孩子的健康；另外，孩子经常吃得太饱还会引起能量摄入过多，增加超重、肥胖的风险。

"三分寒"指的是孩子不应该穿得过多、过暖。孩子天性活泼、好动，新陈代谢相对较快，而且活动量较大，孩子的产热速度快于成年人，穿得过多过暖，会使孩子散热困难而出汗过多，并浸湿贴身衣服，此种情况下，被寒风吹过更易感冒；另外，穿得过多过暖还会影响孩子自身的体温调节功能。孩子穿得跟父母差不多就行了，千万不要跟爷爷奶奶一样厚重。

因此，这句老话是有一定的道理的，对现代养儿育女仍有指导作用。

 ### 小金方：大山楂丸

春节前后，一些超市、药店会将大山楂丸摆在最显眼的位置，很多朋友循着儿时酸酸甜甜的记忆，常备常嚼一解饕餮盛宴之后的满腹油腻。对于食欲不振和消化不良的孩子来说，这样一个健康小零食也是要常备的，今天，我就教大家用非常简单的方法做开胃消食化滞的四味大山楂丸，而且可以跟孩子一起动手来做，增进亲子感情。

大山楂丸也算是名门出身，来自元代朱丹溪先生的《丹溪心法》，由山楂、炒麦芽、麸炒神曲三味蜜炼为丸，开胃消食。用于食积内停所致的食欲不振、消化不良、脘腹胀闷。

原材料准备焦山楂100克，焦麦芽15克，焦神曲15克，炒白术10克，蜂蜜200克。做法是将四味药洗净烘干，研成细粉过筛混合均匀。小火熬炼蜂蜜，其间不断搅拌至出现"鱼眼泡"时停止加热。趁热将炼蜜加入药粉中，边加边调药粉，以基本看不到干粉时停止加

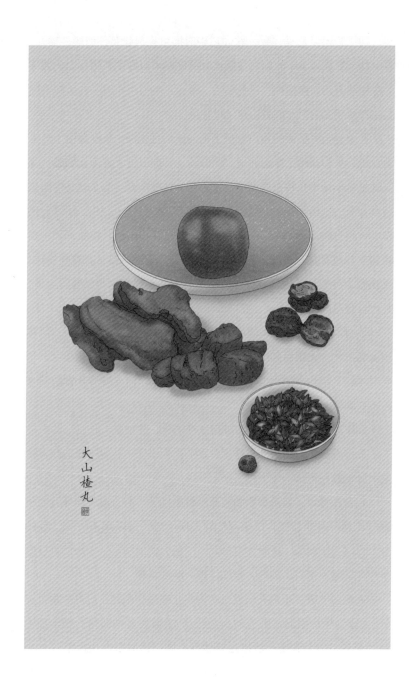

大山楂丸

蜜，揉成粉团至色泽一致、软硬适中时即可搓成长条、切段、揉丸，包上糯米纸或者晾干收贮。注意揉丸的时候可以在手上擦点无色无味的食用油，比如橄榄油，以免粘手。每天三餐后半小时一丸，脾胃虚弱、胃酸较多的朋友或者小孩子可酌减。

这个小金方里面的焦山楂擅于消油腻肉食积滞，焦麦芽擅于消米面食积，焦神曲擅于醒脾和胃、消酒积，神曲可能大家不大熟悉，其实就是赤小豆等几种东西发酵而来的曲。这三味药合起来就是中药里消食化滞的"焦三仙"。之所以叫作"焦三仙"，一个"焦"字就看出来了，这三种东西都要"炒"，也就是把麦芽、山楂、神曲三种东西在锅里炒成黄焦色，然后再一起熬水喝。味道还不错，有点焦香味，还微微带点酸，对饮食减少、肚子胀、大便不规律这类的脾胃虚弱，是比较合适的。

炒白术能补中益气、健脾和胃，《本草纲目》说了一句话："但有积者能消化，无积而久服，则消人元气也，不可不知。若久服者，须同白术诸药兼用，则无害。"所以加入炒白术，消食导滞开胃的同时还不伤脾胃。

四味相配，可健脾胃、清脏腑、助消化、除油腻。

大多人只把大山楂丸当作化食良药。而事实上，远不止这些，我给大家发散一下：

1. 食积感冒：如果食积和风寒感冒碰到了一起，就可能导致食积感冒。这个时候发烧，口臭，常有大便干燥，可以用苏叶 3g、豆豉 3g、葱白 3 段煎汤，送服大山楂丸。一般大便通畅了，发烧就可以退了。尤其是家里有小孩的，效如桴鼓，屡试不爽。

2. 痰多咳嗽：很多人咳嗽时吃好多止咳药，就是不见好。古语有云："脾为生痰之源，肺为储痰之器。"咳嗽痰多的时候，要辨证论治，很多是因为脾虚，所以还要适当运脾，这时可以用白萝卜 50g、新会陈皮 3g、芦根 3g 熬水，送服大山楂丸，醒脾清热，燥湿化痰，咳嗽好得会很快。

3. 刮油减肥：可以试试用陈皮 3g 与普洱茶或老六堡茶 3 ～ 6g 一起煮，送服大山楂丸，消肉积，降血脂，刮油效果很好。

4. 养儿肥儿：现在很多孩子挑食很严重，只吃肉，不吃菜。而且还喜欢吃一些油炸的小食品，所以容易额外增加脾胃负担，导致脾胃功能受损而出现积食。另外，因为学习压力很大，很多孩子要久坐写作业，运动相对少一些。这样的孩子脾胃运转也会受到影响。"久坐伤肉""脾主肉""脾主四肢"，身体四肢经常运动，可以使脾胃功能强健。若是缺少运动，久坐，则脾胃功能易伤，也容易积食。

孕期和哺乳期的朋友，以及胃酸、胃痛的朋友要慎用或减量服用大山楂丸。

·小彩蛋：小儿推拿健脾胃·

给大家带来的彩蛋是两个健脾助消化的推拿按摩手法。

第一个是如雷贯耳的捏脊法，对小孩偏食、厌食、消化不良、营养不良、易感冒等问题，甚至先后天不足引起的一些慢性疾病都有很好的效果。捏脊法历史悠久，长盛不衰，在晋代葛洪《肘后备急方》"拈取其脊骨皮，深取痛引之，从龟尾至顶乃止，未愈更为之"的描述，是目前见诸文献的最早记录。经后世医家不断地临床实践，逐渐发展成为捏脊疗法。

捏脊其实很简单，让宝宝趴在床上，露出平坦松弛的后背，注意不要着凉。家长先用手轻轻抚摸几下孩子的背部，使肌肉放松，然后用拇指指腹与食指、中指指腹对合，夹起皮肉，拇指在后，食指、中指在前。然后食指、中指向后捻动，拇指向前推动，边捏边向项枕部推移。捏脊的部位为脊背的正中线，从尾骨部起至第七颈椎，即沿着督脉的循行路线，从长强穴直至大椎穴。然后在脊柱两侧旁开 1.5 寸，大概孩子的手指两横指的

脾胃不和身体弱
常做捏脊保健康

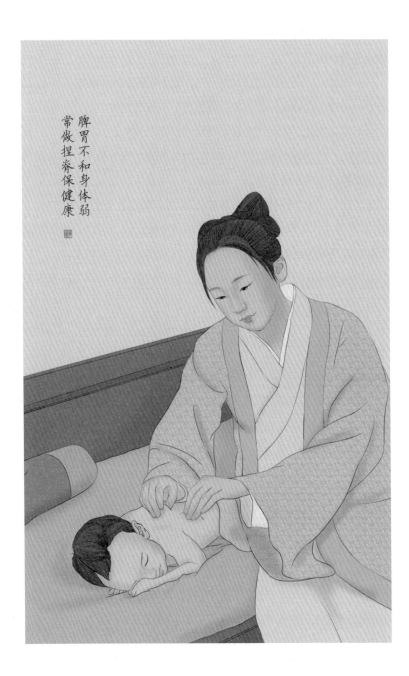

位置，再由下向上捏。也就是说背部是三条线。每天可以捏 10 分钟，体质差点的孩子可以捏 3～5 分钟，每天一次即可。

在捏脊的过程中，用力拎起肌肤，称为"提法"。每捏 3 次提一下，称"捏三提一法"；每捏 5 次提一下，称"捏五提一法"；可根据脏腑辨证，在相应的背俞穴部位用力夹提，以加强针对性治疗作用。如厌食提大肠俞、胃俞、脾俞；呕吐提胃俞、肝俞、膈俞；腹泻提大肠俞、脾俞、三焦俞；便秘提大肠俞、胃俞、肝俞等。

当孩子后背皮肤有破损或患有疖肿、皮肤病时，不可捏脊。伴有高热、心脏病或有出血倾向的孩子更要慎用捏脊。

第二个是摩腹法，也就是腹部按摩，俗称揉肚子，能调脾和胃。孩子平卧，能配合的可以蜷起双腿，这样腹部更加放松。家长用单手四指或手掌，在孩子腹部，以肚脐为中心，做圆周运动。顺时针是顺着大肠方向，适合消化不良、便秘的；逆时针是逆着大肠方向，适合脾胃虚弱、爱拉肚子的。一般多选择顺逆各半，就是顺时针 50 下，逆时针 50 下，每天 5～10 分钟即可，但是应长期坚持。操作时，手法要轻重适宜；家长的手要温暖，室温 22℃以上，防止宝宝着凉。

无论是捏脊还是摩腹，都不能在饭前空腹或饭后立即进行。可以在饭后 1 小时操作。

头顶父母的光环，我们一定要超越保姆的水平，照顾好孩子的后天之本脾胃，就是为孩子积蓄终身受用的健康资本。

浑身瘙痒、红肿、起疹子怎么办

源自《医宗金鉴》的五味消毒饮

专业小知识

特禀体质：属于中医九种体质之一，与先天不足、遗传因素、环境因素、药物因素等密切相关，以生理缺陷、过敏反应等为主要特征，过敏性体质就包括在内。

1. 痒在宝宝身上的疹子，疼在妈妈心里

今年夏天，在小区妈妈聊天群里有一位新手宝妈求助："九个月宝宝身上突然出现了小红点怎么回事？晚上一直哭闹睡不好。"还附上了几张照片，照片中的孩子非常可爱，但是脸上、身上都是小红疹子和抓痕，看着都让人心疼。这下，群里炸锅了，谁家孩子没起过疹子啊，没经验还有教训呢。大家七嘴八舌地开始献计献策：

"天这么热，开空调了没有，天天洗澡了没有，是不是起痱子了？"

"前几天发烧了没有，是不是幼儿急疹？"

"换奶粉了没有，加新的辅食了没有，测过过敏原没有？家里养猫养狗不？是不是过敏或者湿疹？"

我看到群聊信息时，她们已经热火朝天地聊了一上午。我赶紧打开电脑，洋洋洒洒地写了下面的这些文字，开了现在要分享给大家的小金

方，发到群里。因为大家也知道我是中医，又抓住我交流了一下午。几天后，那位新手宝妈在群里高兴地告知，孩子的疹子全下去了。

我根据那天交流的内容和平常临床中常见问题又梳理和扩充了一下，跟大家聊聊如何区分孩子身上的疹子到底是什么，为什么孩子身上总是疙疙瘩瘩？皮肤问题需要忌口吗？除了管住嘴，还有哪些护理宝宝的方式？

2. 痱子、幼儿急疹、幼儿湿疹傻傻分不清

宝宝身上此起彼伏的疹子是妈妈们看得见、摸得着的困扰，痒在宝宝身上，疼在妈妈心里。可是很多妈妈却表示分不清到底是什么疹子。

我教给大家六招火眼鉴别法：

第一招：发病的时间和季节。痱子夏天多发，幼儿急疹冬春季多发，幼儿湿疹任何季节均可发生，冬季加重。

第二招：诱发的原因。痱子是气温高、湿度大，出汗过多，不易蒸发等，汗孔堵塞导致。幼儿急疹是人类疱疹病毒6、7型感染引起。湿疹原因不明，主要是皮肤屏障功能障碍导致水分丢失和外界刺激物、过敏原和病菌的侵入。

第三招：有没有发烧。痱子不引起发烧，湿疹一般不引起发烧，除非感染了。幼儿急疹，也叫"玫瑰疹"，会发烧！突然发热，可达到39～40℃，持续3～5天后，热度突然下降，在24小时内体温降至正常，热退同时或稍后出疹子。一般发生在2岁以下的孩子身上，所以2岁以下尤其是1岁之内的宝宝找不出什么原因突然发烧，也没有出过急疹的，要考虑这个问题。

第四招：皮疹的样子。痱子是密集颗粒样丘疹，凸出皮肤表面的，摸上去有颗粒感，有时会呈针头大小圆而尖形的浅表性小水疱或

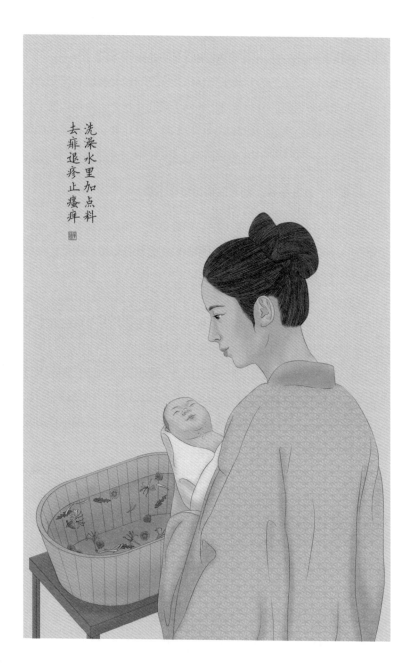

洗澡水里加点料
去痱退疹止瘙痒

脓疱。幼儿急疹是玫瑰色散在的斑丘疹，压之褪色，很少融合。湿疹的皮疹表现多种多样，皮损呈多形性，刚开始是红斑或红丘疹，逐渐会出现丘疱疹、小水疱、糜烂、结痂等，瘙痒明显，孩子经常因为瘙痒睡不好而哭闹烦躁不安。

第五招：常见的部位。痱子常见于多汗和皮肤褶皱部位，如额部、颈部、胸部、背部等。幼儿急疹通常先发生于颈部及躯干，也可渐渐蔓延到面部和手足部。湿疹容易出现在干燥摩擦的地方，比如脸颊、手肘、膝盖等。

第六招：发病和消退的速度。痱子突然出现，原因消除后可迅速消退。幼儿急疹发疹后 3 天左右自行消退，疹退不留痕迹，没有脱屑和色素沉着。湿疹很黏人，时好时坏，慢性长期反复发作。

当然，除了这几种疹子，有的小宝宝没满月，下巴、脸颊两侧以及前额等地方就长黑头或白头粉刺、红色丘疹以及脓疱等，这是新生儿痤疮，男宝宝较多，与在妈妈肚子里汲取了太多的雄性激素，宝宝脸部皮脂腺太过旺盛，毛囊里留有较多的皮脂，产生堵塞有关。主要发生在一岁之内，几星期内粉刺可以消退，半年内脓疱及丘疹会痊愈，康复后宝宝脸部可能仍会留有一些痕迹。在这个过程中不要当成湿疹去治疗，注意清洁面部油脂，喂奶的妈妈吃的不要太油腻辛辣就好了。

3. 为什么别人的孩子白白嫩嫩，我的孩子疙疙瘩瘩

中医九种体质中有一种叫"特禀体质"，包含过敏体质，往往来自父母遗传。过敏体质的朋友其实是身体免疫性过强，当接触到过敏原时就应激发作了。就好像本来小事一桩，有的人却马上暴跳如雷，这就叫情绪过敏。

过敏原是怎么接触的呢？吸入、食入、注射或接触等途径都可以

进入人体，出现一组器官或全身性的免疫反应，比如呼吸系统出现鼻炎、气喘、咳嗽症状；眼睛瘙痒或红肿；皮肤出现风块疹、湿疹、血管水肿、红斑、瘙痒现象；消化系统则可能产生腹痛、恶心、呕吐、腹泻、消化道出血、口咽部瘙痒有异物感等不适。

如果不幸你的宝宝是过敏体质，那可能真的只能看着别人白白胖胖，自己一不小心就疙疙瘩瘩了。

跟大家分享一下常见的过敏原：

（1）食物：海鲜、花生、鸡蛋、牛奶、咖啡等含高异蛋白质食品及辛辣食物。添加辅食的时候，要给孩子先蛋黄后蛋白，小心容易过敏的花生酱，鱼虾蟹有营养，但是更适合生长在海边的宝宝，内陆的宝宝基因里没这个记忆，就容易过敏抗拒。

（2）植物：花粉、芦荟、海藻、橘科、桑科等。

（3）药物：阿司匹林、青霉素、止痛剂、镇静剂、抗生素、避孕药等。因此，有些药物应先做皮试，不然严重过敏会要命的。

（4）化学物质：染发剂、杀虫剂、油漆、防腐剂、防晒剂、酒精、香料、人工色素、冷烫剂、橡胶、汽油等。一进入建材市场、刚装修的新家就不舒服的朋友，化妆品经常过敏的朋友，烫染头发过敏的朋友就属于这一类。

（5）金属物质：金、银、铜、汞、铅、镍等。我上大学的时候舍友不能戴金属表带的手表，不能用金属扣的腰带，一用就烂皮肤。还有的朋友必须戴银针的耳钉，就是这个道理。

（6）其他：动物皮毛、皮件、纤维、蚊虫叮咬等。有的朋友被蚊子咬了就破溃，甚至还有几年不好反复破溃瘙痒找我治疗的，你都难以想象这是蚊子干的。

关于过敏原要不要去检测这个事情，我个人认为应根据严重程度区别对待，就过敏一两次，并且基本能分清楚诱因，没必要去折腾，随着年龄增长，身体抵抗力增加，适应性增强，自然而然地就脱敏痊愈了，就像乳蛋白过敏的宝宝，慢慢也会过渡到正常奶粉，长大了一样喝牛奶，但是过分注意隔绝了反而终身无缘此类美食。如果经常不明原因过敏，而且反应很严重，晕厥、喉头水肿、呼吸困难、全身浮肿红疹等，就有必要去明确诊断并对症治疗了。

4. 疹子需要忌口吗？如何忌口

忌口，是我在门诊上开完方子被问得最多的问题之一。

"大夫，喝这个药需要忌口吗？"

"大夫，这病需要忌口吗？"

"大夫，忌口需要忌什么？"

这个话题太复杂了，跟生什么病、吃什么药都有关系，甚至跟人群、年龄、地域、季节都有关系。我们先来看看孩子疹子类的问题要如何忌口。

首先，忌不忌？一个字，"忌"！

忌什么？所有的皮疹都需要忌腥膻发物、肥甘厚味、辛辣刺激、辛香发散的食物，比如牛肉、羊肉、鱼、虾、蟹、葱姜蒜、辣椒、花椒、香菜、茴香等，以及一些高蛋白食物，这些都容易引起过敏，四个字"清淡饮食"，多吃蔬果。还有一些容易过敏的食物也要引起注意，比如花生、芒果、菠萝、笋、草莓等。

孩子还没加辅食呢，怎么忌？请喂母乳的妈妈忌口。同理，有些中药是妈妈喝下去，然后再通过母乳给孩子。

5. 除了管住嘴，还应该如何护理宝宝

宝宝的衣食住行都牵动父母的心。如果皮肤出现各种疹子，更是焦灼不堪。除了管住嘴还能做什么？不用摘星星摘月亮，做到以下几

点就可以了。

（1）湿疹、痱子，或者说除了冷空气引起的过敏，几乎都怕热。那就不能捂着、穿太多衣服，该开空调就开，别闷着，温度恒定26～28℃不直吹就感冒不了，也不能用太热的水洗澡，不在有热蒸汽的浴室待太久，洗澡时间控制在10分钟之内。

（2）用棉麻柔软的衣服、床单、被褥，保持干爽，出汗湿了就抓紧换。

（3）尽量不用洗浴用品，或者最多一周一次，不要天天洗，天天用所谓的宝宝浴液，你去看看成分，看不懂就问问"度娘"，护肤品不能完全不用，比如湿疹就会干燥，还需要做好保湿，尽量成分简单，低敏无刺激。

（4）激素类软膏、药物尽量别用，用了不要突然停，不然反反复复，最后激素也没效了。在医生指导下使用，一般由少到多使用，痊愈后再由多到少到不用。

（5）剪好宝宝的手指甲，以免搔抓引起感染。

（6）保持心情愉悦，皮肤问题跟心情密切相关。

小金方：《医宗金鉴》五味消毒饮

分享给大家的小金方是一个外洗方。因为让孩子吃点药，尤其是苦苦的小中药太难了。

这个小金方叫五味消毒饮，出自清代名著《医宗金鉴》，由金银花、野菊花、蒲公英、紫花地丁、紫背天葵组成，此方药虽仅有五种，但药专效宏，是历代中医治疗火毒结聚而引起痈疮疔肿的首选方剂，具有清热解毒、消散疔疮的功效。

原方是金银花20g、蒲公英15g、紫花地丁15g、紫背天葵子15g、野菊花15g，水煎后，加酒适量和服，药渣捣烂可敷患处。

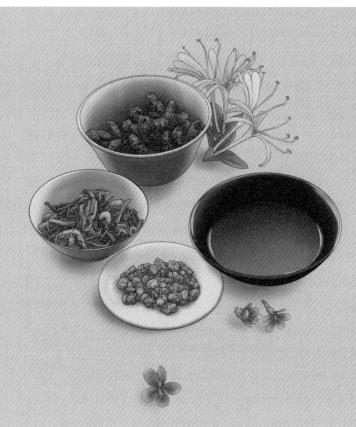

五味消毒饮

我教大家改良调配的是一款宝宝金水，简单、方便又有效。

用金银花、野菊花、蒲公英各9克，洗净后放入纱布袋中，浸泡30分钟，连同浸泡的水一起大火烧开，转小火煎煮10分钟，将药汁兑入40℃左右的洗澡水中，宝宝泡浴10分钟，每天一次。或者将纱布袋晾温，用装满药渣的纱布袋局部湿敷，每个部位3分钟，每天2次。两岁之内的孩子可以减半使用。

金银花、野菊花、蒲公英都有清热解毒、消肿止痒的作用，三药一起用，共同起到去痱、止痒、驱蚊的作用，巧手妈妈再也不用去超市采购宝宝金水了。

金银花也叫双花，在SARS时就声名远播，一遇到瘟疫就身价飙升，就因为它清热解毒。其实用它来预防并不妥当。我打个比方，病毒好比是个盗贼，人体好比一户人家，盗贼入侵第一步的做法当然是假装熟人来敲门，鼻塞、咳嗽、咽痒就是敲门声。人体一看不对，条件反射就是马上关紧门，召集人手防贼，这个过程，中医叫"升阳"，提升阳气，提高体内正能量，调动起免疫力。因为盗贼还在门外，其病在表，升阳解表法就成了防治中的重要一环。这时候，不管三七二十一，如果先抄起家伙乱抢一气，比如用寒凉的药物先伤害脾胃，没有病毒先清热解毒，只会伤自己的阳气！所以，还是把金银花、板蓝根、双黄连留给真正需要的患者使用吧。

注意，野菊花不是平常喝茶用的杭白菊、胎菊或贡菊。它小小的，味苦辛，性微寒，归肝、心经，主要功效是清热解毒。古人有"真菊延龄、野菊泄人"之说。野菊花长期服用或用量过大时，会伤及脾胃阳气，出现胃部不适、胃纳欠佳、肠鸣、大便稀溏等不良反应，脾胃虚寒者及孕妇都不宜用。所以菊花与野菊花不要混淆，一般不用野菊花作为常规的茶饮。当然在这个小金方中如果换成普通菊花，效果也大打折扣。

·小彩蛋：老祖宗传承千年的"养子十法"·

"养子十法"来自宋代陈文中所著的《小儿病原方论》，后来很多医学家纷纷转载发挥流传至今。

第一法，背暖。中医认为，背部是阳经所行之处，位于背部督脉和膀胱经上的腧穴与五脏六腑相对应，有重要的生理功能。风寒之气从背部侵入，就容易衍生各种问题。宝宝活动后大汗淋漓，有的妈妈会在后背放一个汗巾，及时擦汗吸汗就很好，并且及时更换浸湿的衣物，以防受凉。

第二法，肚暖。俗话说"肚无热肚"。肚为脾胃所在的地方，脾胃是后天之本，水谷之海，消化食物的地方，胃暖才能腐熟水谷，脾暖才能运化精微到全身。若肚冷，容易出现肠鸣、腹痛、厌食、呕吐、腹泻等症状。因此，中国传统是给孩子穿小肚兜，晚上盖被子重要的是盖住肚脐部。

第三法，足暖。俗话说"寒从脚起"。足为胃经、脾经、肾经、肝经之所在，小儿脏腑娇嫩元气易虚，足暖则促进肢体末端经络运行和气血流通，增强宝宝抵抗力。一旦受寒就会出现尿频、遗尿、腹泻、恶心、呕吐等症状。小袜子不能省，一定穿起来。光着脚丫子在家里走来走去不可取。

第四法，头凉。俗话说"头凉不生病"，意思是头部要凉，不能过热，否则容易生病。这是为什么呢？头顶的百会穴是人体督脉、肝经、膀胱经相合的穴位，人体的阳气都会聚于此，即诸阳之会，所以头部喜凉恶热。头凉并不意味着任何时候都不戴帽子。如婴幼儿的囟门未合，头顶不能着风，过去的家长会将小手绢的四个角分别系成结，然后给小孩戴上，这样既不会使头部过热，也保护了囟门。如果是在严寒的冬季，小宝宝出门时就一定要戴帽子御寒，不过帽子的厚薄需要由家长灵活把握，有两个参考指标：一是气温，二是孩子的体质。有的孩子耐寒，对保暖的要求可能就相对较低，而且现在市场上有各种不同材质和厚度的帽子，家长要细心观察孩子，适时调整添减宝宝的衣物鞋帽。

第五法，心胸凉。心属火，心胸部血液循环旺盛，故睡觉时不宜盖太多衣被。否则轻的会让孩子口干舌燥、腮红面赤，重的啼哭不止、惊跳连连。找找原因，您家的"夜哭郎"是不是心胸盖多了导致的。

第六法，勿令见非常之物。因为小儿生长发育还不够完善，神气未定，易受外界惊吓而引起抽搐。今天的世界，产生惊吓的因素比古代多出何止十倍？而且很多人喜欢用新奇玩具吓唬孩子，往往孩子哇哇大哭，大人哈哈大笑，这纯属作孽。游乐设施也是这样，商家为了赢利，光怪陆离无所不用其极，我们的初衷是为了给孩子带来快乐，而不是满足自己的好奇心，我们认为好玩的，孩子未必喜欢，甚至会讨厌、恐惧。动物园、电影院，小小孩就不要去，会在潜意识里留下心理阴影。

第七法，脾胃要温。因为孩子脾胃喜温而恶寒，在小孩吃食物和用药时要多用温性的，少用寒凉的。从冰箱里拿出的食物不能马上给孩子吃，苦瓜、西瓜、冰淇淋这些寒凉的物品也要少吃。

第八法，儿啼未定，勿使饮乳。小儿哭闹时，常有空气吸入腹内，此时吃奶常会引起腹胀呕逆等不适。因此最好在小儿安静时吃奶。不要孩子一哭，当妈妈的立马六神无主，心如刀绞，马上喂奶，这样反而害了孩子，一会儿就该肚子疼了。大一点的孩子也是如此，刚挨了批评、刚运动完不要马上吃饭，都是心神还没有安定的状态。

第九法，勿服轻粉、朱砂。在我国有些地区有一些习俗，主张在宝宝出生后，给其服用轻粉、朱砂或六神丸等药物，认为这样可以清除胎毒，日后不会长湿疹、脓疱。因为，轻粉、朱砂有下痰涎镇静安神的作用，但其性寒冷，轻粉下痰易损心气，朱砂下涎则易损神气，小儿使用需谨慎。

第十法，一周之内宜少洗浴。指小儿出生的第一周，不宜多次洗浴，中医认为新生儿如草木之新芽，未经寒暑娇嫩软弱，故不可频频洗浴，恐温热之气郁蒸不散。

以上就是南宋名医陈文中所提出的"养子十法"，实际上民间很多老人家在照顾小孩上都有着一些很好的方法，年轻的父母们可多向他们请教。

四

家有一老，如有一宝

便秘都是上火导致的吗

源自《世医得效方》的便秘五仁丸

专业小知识

便秘：随着生活质量的提高，大家对于"排出毒素、一身轻松"的要求也高了起来，往往希望自己能每天大便，而且排便过程非常顺畅，丝毫不费力。一旦出现异常，或者有一天没有大便，就会想：我是不是便秘了？对于医生来说，便秘可是有诊断标准的：

第一，排便次数减少，每周不到三次；第二，粪便干硬；第三，排便费时费力、排出不尽或需手法辅助排便；第四，症状持续至少6个月。

1. 便秘是貔貅附体？涨知识了

前几天有个毕业生跟我说："老师，我可能被貔貅附体了。"

我说："恭喜你啊，找到高薪的好工作了吗？"

学生说："老师，貔貅的特点你知道吗？有嘴无肛，只进不出，只进不出哦……我便秘了。"

我愣神了几秒，才反应过来，哑然失笑。

确实，便秘是生活中非常常见的现象，有的朋友一年或一个月总会遇到几次，而有的朋友就比较尴尬了，一周就便秘两次，而且一次三天，一次四天。

那么，折磨人的便秘到底是怎么引起的呢？常见的误区有哪些？中医有没有绝招秘方？我们来聊一聊。

2. 便秘不一定都是上火导致的

很多朋友一提到便秘，就觉得是吃得太辛辣刺激、喝水太少、运动太少、上火等导致的，可是反省一下，又觉得自己并没有踩这些雷，那到底是入了什么坑呢？

（1）节食减肥。肠道里的粪便相对较少，刺激肠壁及腹壁的排便反射减弱，肠道蠕动减弱，粪便滞留时间较长。水分被肠壁吸收，引起便秘。解决方案是吃到七分饱，营养要跟上，多吃富含膳食纤维的食物，比如玉米、荞麦、小米、红薯等五谷粗粮，以及芹菜、菠萝、韭菜、蕨菜、木耳等蔬果。至于多吃香蕉、晨起喝蜂蜜水能不能帮助排便，是因人而异的，不能求速效，而且有的朋友会因为香蕉里面含有鞣酸，越吃越排不出来。

（2）社会与心理因素。胃肠道功能紊乱与精神状态、心情有着密切关系。比如工作压力大、人际关系紧张、家庭不和睦、心情长期处于压抑状态等，都可能引起便秘；甚至有的朋友有洁癖，对如厕的环境和天气都有要求。这种情况就要放松舒缓心情，尽量给自己减压，同时，作息规律，健康生活，每天养成定时排便的习惯，开始排不出来也要保持这个仪式感，很快就会有感觉了，注意如厕时不要刷手机，不要聊天，要专心。重要的是年轻人千万不要再熬夜啦……

（3）体能太差。身量纤纤的"软妹子"和白发苍苍的老年人并不是没有便意，而是没有力气排出来。这种便秘经常发生在身体松软、肌肉很少、不爱说话，看起来瘦瘦弱弱、精气神不足的人身上，应该加强营养和适当运动。

（4）长期服用减肥茶等。现在市面上很多减肥茶、瘦身茶等都含有泻药的成分，所以喝了之后会大便次数增多、大便稀薄等，但是长期会引起依赖，肠道自我蠕动减弱。所以，减肥的朋友，咱不走捷径好吗？

3. 汉代就有"开塞露"了，你知道吗

有的人被便秘逼的没招了，就会用到开塞露。有一个朋友给我打电话带着哭腔说，1岁多的孩子便秘，用了各种土的洋的办法都不行，只能每周用一次小孩的开塞露协助孩子排一次便，真是又心疼又无奈。我教给她一个两千年前的塞药法来暂时替代开塞露。她用了之后非常管用，连连感谢。这个方法是汉代医圣张仲景（也是中医四大经典中《金匮要略》和《伤寒论》的作者）年轻时研发的，还有一个医案故事。

张仲景年少时随同乡张伯祖学医，由于他聪颖博达，旁学杂收，长进很快。有一天，来了一位口燥唇焦、高热不退，精神萎靡的病人。老师张伯祖诊断后认为属于"热邪伤津，体虚便秘"所致，需用泻药帮助病人解出干结的大便，但病人体质非常虚弱，用强烈的泻药怕身体受不了。张伯祖沉思半晌，一时没了主张。张仲景站在一旁，见老师束手无策，便开动脑筋思考。忽然，他眉宇间闪现出一种刚毅自信的神情，疾步上前对老师说："学生有一法子！"他详细地谈了自己的想法，张伯祖听着听着，紧锁的眉头渐渐舒展开来。张仲景取来一勺黄澄澄的蜂蜜，放进一只铜碗，在小火上煎熬，并不断地用竹筷搅动，渐渐地把蜂蜜熬成黏稠的团块。等稍微冷一下，便把它捏成一头稍尖的细条形状，然后将尖头朝前轻轻地塞进病人的肛门。一会儿，病人拉出一大堆腥臭的粪便，病情顿时好了一大半。由于热邪随粪便排净，病人几天后便康复了。张伯祖对这种治法大加赞赏，逢人便夸。这实际上是世界上最早使用的药物灌肠法。以后，张仲景在

总结自己治疗经验，著述《伤寒杂病论》时，将这个治法收入书中，取名"蜜煎导方"，用来治疗伤寒病津液亏耗过甚、大便结硬难解的病证，受到后世的推崇。

4. 中医如何看到便秘？如何选择中成药

能治得了便秘的大夫绝对是个好大夫！便秘的原因有很多种，绝不止上火这一型，既有实性便秘，也有虚性便秘。

胃肠积热，吃得肥甘油腻辛辣刺激，不爱喝水，休息不规律，大便干硬，口干口臭，这是上火的表现，可以选择芦荟、大黄、牛黄解毒片等。

但事实上，气血阴阳亏虚也有可能导致便秘，比如大病之后的人或老年人便秘，大便不硬，也有便意，但如厕时需要很用力才能排出。这是阳气不足，需要补气，可以用黄芪蜂蜜泡茶。

还有的朋友多愁善感，而且经常坐着缺乏运动，心情不好容易气机郁滞，大肠输送速度就会变缓，导致大便停留，这种便秘叫气秘，中医有个方子叫六磨饮子，或者用陈皮、萝卜等顺气导滞的物品。

还有长期素食的朋友，刚生完孩子的产妇，委屈地跟我说：天天吃蔬菜水果还便秘，到底是为什么？油脂太少，津液不足！可以到药店买以杏仁、桃仁、柏子仁、松子仁、郁李仁、陈皮为主要原料的五仁丸，这也是今天要推荐给大家的小金方，或者多吃一些黑芝麻、核桃、杏仁等。

因此，便秘不全是上火导致的，分清原因，辨证论治，不要南辕北辙。

 小金方：五仁丸，源自《世医得效方》

东汉哲学家王充在《论衡》一书中写道："欲得长生，肠中常清；

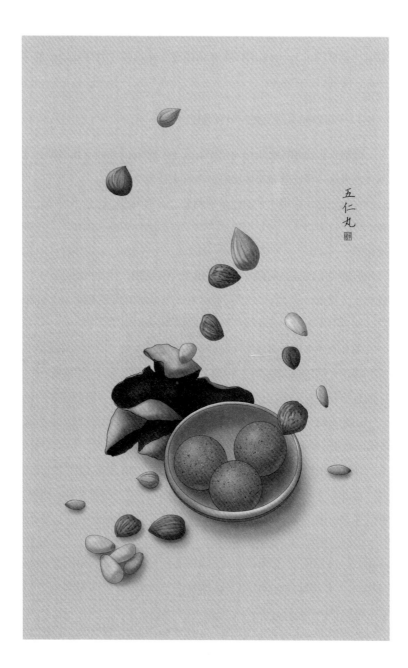

五仁丸

欲得不死，肠中无滓。"意思是说人们想要健康长寿，一定要保持肠道通畅。

我们把肠道比喻成一个下水管道，当管道四壁有些凹陷藏匿了很多脏东西时，我们想清理，就需要增大水流，哗啦啦地一冲，争取把凹陷处的污垢给冲刷下来。可是家里的下水道堵了，开多大水流都冲不开，这时候就需要管道工出马了，用专业技术和工具把这些凹陷处给清理干净。我推荐的这个小金方五仁丸就类似于管道工的角色，它来源于元代危亦林编撰的《世医得效方》。这本书以"依按古方，参以家传"的编辑方法撰写，就是在古方基础上，融入了危氏五世家传经验的医方。

方子不大，就 6 味小药，其中 5 个是果仁类，所以叫五仁丸。

这 6 味小药分别是：桃仁 15 克，杏仁 30 克（麸炒，去皮）、柏子仁 15 克、松子仁 15 克、郁李仁 3 克（麸炒）、陈皮 120 克（另研末）。

先将五仁研成膏状也就是碾细成果仁泥，与陈皮粉一起研磨均匀，炼蜜为丸，揉成梧桐子那么大的药丸。每次 30 ～ 50 丸，吃饭之前用米汤调服；或五仁研为膏，陈皮为末，炼蜜为丸。每丸重 9 克，每日 1 ～ 2 次，温开水送服。

做蜜丸的方法之前介绍过，再简单说一下，就是将蜂蜜在小火上煎熬，基本上呈现大鱼眼泡状时，晾温倒入搅拌均匀的药粉中，用炼蜜调和好药粉，并不断按揉捶打，以保证混合均匀没有干粉，以免影响品质不好保存。之后的操作类似于包饺子，将药粉团搓成长条，揪成剂子，揉成丸子。揉的过程中可以在手上抹上无色无味的油脂，以免沾手。做蜜丸特别适合全家总动员，是孩子也能参与的亲子手工。当然，药店有这个中成药出售。

五仁丸有润肠通便的作用，主要用于年老体虚，或产后津枯肠燥、血虚便秘，或习惯性便秘，舌燥少津。

如果一直是阴虚体质，或生病的时候治疗过用汗、利、燥热之剂，损伤阴津，或年老阴气自半，津液日亏，或产后失血，血虚津少，均可导致津枯肠燥，大肠传导无力，大便艰难。所以应该润肠通便。方中杏仁性微温而味苦，功能滋肠燥、降肺气、利大肠，桃仁性平味苦，功能润燥滑肠，二药共用为君；柏子仁多脂质润，润肠通便，郁李仁润滑肠道，功效类似麻仁而较强，松子仁润五脏，三药共为臣；陈皮理气行滞，使气行则大肠得以运化，为佐药；使以炼蜜为丸，调和诸药，更能助润下之功。五仁合用，取其润肠通便而不伤津液，为治疗津枯肠燥便秘良方。

注意，方中桃仁能化瘀通经，郁李仁通便作用较强，孕妇便秘须慎用。

临床上，五仁丸经常用在这几个方面，第一，气滞血瘀或肠道津亏的便秘，主要表现为大便艰难、舌燥少津等；第二，幽门梗阻，气逆津亏者，表现为脘腹胀满、恶心呕吐、大便艰难、舌燥少津等；第三，蝴蝶斑气虚血瘀证，主要表现为面色少华、面部色素沉着、唇紫舌瘀等。

苦杏仁也叫北杏仁，有小毒，我们可以选择甜杏仁，也就是南杏仁。陈皮可以选择新会陈皮，是广东道地药材，能温中理气、化痰燥湿，历来有"一两陈皮一两金"的说法，也不是家中常见的橘子皮晾晒的，当年份的皮不能叫陈皮。

· 小彩蛋：撮谷道 ·

撮谷道类似于现在的提肛运动。古人称肛门为"五谷残渣之道"，即谷道。撮，乃合之意。撮谷道，顾名思义就是将肛门聚合起来，是一种独特的养生之术。撮谷道可调节全身的气血阴阳，使血脉通顺，是谓："日撮谷道一百遍，治病消疾又延年。"唐代著名医学家孙思邈极为推崇此法，他在《枕中方》一书中说："谷道宜常撮。"

　　撮谷道的动作要领是自然站立，沉肩垂肘，双脚与肩同宽，缓缓吸气的同时，前后二阴（会阴部和肛门部）一起收缩上提，如忍大小便状，停留5秒钟后慢慢呼气，全身放松，反复操作3～5分钟，以小腹部产生温热感为宜，每日3次以上。撮谷道可按摩到会阴部的一些重要穴位，如会阴穴、长强穴、腰俞等等，这些会阴部的穴位是重要的经络节点。

　　撮谷道可以改善血液循环，防止盆腔静脉瘀血，同时还可使整个盆腔肌肉得到锻炼，辅助治疗痔疮、肛裂、脱肛、盆底肌松弛等肛肠疾病，盆腔坠痛、腰背疼痛、月经异常等妇科疾病及前列腺炎等男科疾病，适合各个年龄层的人群，尤其推荐久坐的朋友及老年人练习。此外，对冠心病、高血压病、下肢静脉曲张等慢性疾病，也有一定的辅助治疗效果。

脱发白发怎么办

源自《饲鹤亭集方》的补肾桑葚膏

专业小知识

肾其华在发，发为血之余：头发为肾中精气盛衰的外在表现，又是人体气血盈亏的外在标志。因此，头发的疏密、润燥、泽枯、韧脆等状态，可以反映出人体脏腑精血的情况，甚至人体生命的功能状态。头发乌黑飘逸，是年轻人气血充盈、生机勃发的象征；鹤发童颜，则是年迈之人精血尚充、老当益壮的表现。

1. 年纪渐长，头发渐光，头顶危机不容小觑

有这么一个段子：一位教授秃头了，被学生嘲笑，教授幽默地说，我这是聪明绝顶。第二天，这个学生剃了光头，得意地到教授面前炫耀，教授笑了笑说，你这是自作聪明啊。

成年人的世界，除了发胖和掉头发容易，其他都不容易。

一说到身材走样、头发稀少的成年人，大家头脑中是不是冒出"中年油腻男"的形象？但事实上，脱发已经如同秋风扫落叶般席卷中青年人的生活，甚至还没有完成成家、立业、结婚、生子这些人生大事的90后，头发也已在"随风奔跑自由是方向"的路上一去不复返了。

曾有人戏谑地说：什么大风大浪没见过，但脱发我真怕了。头发

掉了一撮又一撮，心碎了一地又一地。

年纪渐长，头发渐光，头顶危机不容小觑。

但是梳子或卫生间地漏上一大把头发不一定就意味着脱发。头发有自然的生长周期和休止期，对成年人而言，每天掉 50 ～ 60 根头发是正常的。在医学上，如果每天掉的头发数量在 100 根以上，连续超过 1 个月，且没有停止的迹象，严重时部分区域出现稀疏，这种情况才被称为"脱发"。

我跟大家聊一聊为什么秋天脱发更严重，哪些不良生活习惯或原因是"薅掉"你头发的真凶，中医怎么看待脱发，并推荐一个食疗小金方和小功法。

2. 为什么秋天脱发更严重

去年秋天，我有一位学生苦恼地跟我说："老师，我最近没日没夜地做实验，头发掉的快秃了，好像要停产。"我安慰她说，换季脱发会严重些，尤其是秋天。

很多活得很精致或者很关注自己秀发的朋友也会有感受。一到秋天，头发可能会变得相对干燥干枯些，脱发、断发、头发分叉、发丝变细等问题全都来了或更加严重了。这可能有两方面原因：一是人与天地相应，秋天属于肃杀的季节。研究也表明，头发的生长分为生长期、退行期和休止期三个阶段，7 ～ 9 月份头发处于休止期的比例最高，休止期大约持续 3 个月，根据时间推断，一般到 10 ～ 12 月份左右头发开始集中脱落，正好对应秋冬季。这算是一种自然生理现象。如果持续掉发，且每天在 100 根以上，或者局部掉发严重者，就需要到医院就诊了。二是秋对应肺，肺主皮毛，喜欢湿润环境，在秋季很容易被"秋燥"所伤，得不到滋养，出现口鼻、皮肤干燥，大便秘结，脱发等现象。

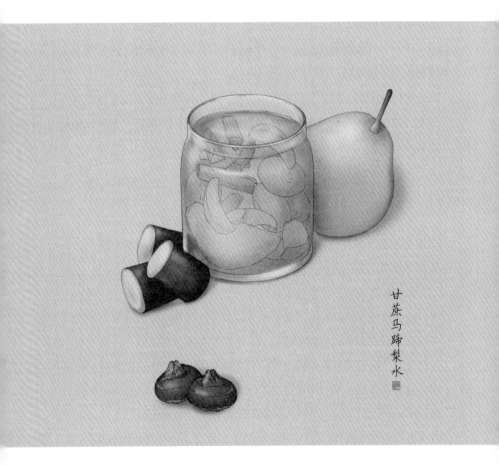

甘蔗马蹄梨水

要想让肺正常地给皮肤和头发输送营养，就得滋阴润肺，多吃梨、银耳、百合、莲藕、马蹄等食物。我教大家做一款简单的小饮品——甘蔗马蹄梨水，材料为一人一天的量。用鲜百合10克，鲜甘蔗50克，马蹄50克，梨50克，清水适量。马蹄、甘蔗、梨去皮切小段，与百合一起加水大火烧开后转小火煎煮半小时后饮用。因为有甘蔗，所以不必加糖，味道也非常好。

3. 哪些不良习惯或原因正在"薅掉"你的头发

有朋友又说了，我的头发不分季节，说拜拜就拜拜。

那现在就自查下，"薅掉"你头发的真凶在哪里。

（1）心理压力：由于工作、学习、生活等压力过大，不能合理地分解压力，用脑过度，出现紧张、烦躁等心理状况，导致人体无法供给头发应有的营养而导致大量脱发。

（2）不良习惯：蛋白质类食品、刺激性食品吃得多，谷类、蔬菜吃得少，体内营养不均衡，身体消化吸收难适应，脾胃湿热，容易脱发。因经常熬夜、夜生活太丰富，日夜颠倒，生活不规律，休息不好等不良生活习惯，影响人体的正常新陈代谢，而导致非正常脱发。我曾经问过喜欢熬夜和加班的脱发患者，能不能更规律地生活呢？对方告诉我：为什么熬夜？因为白天属于工作（老板），只有夜晚属于自己。为什么忙于工作？因为"甲方爸爸"太磨人，因为努力工作才是拥有其他一切的基础？错！健康才是拥有一切的基础，脱发其实也是身体内部问题发出的警报。

（3）护理不当：对头发保养护理不当，频繁地洗发、烫发，常年紫外线过度照射都有可能影响头发的发质，使头发干枯断裂脱落。还有马尾辫扎得太紧，造成的发际线后退等。

（4）病理因素：有家族脱发遗传史或由于皮肤油脂分泌旺盛引起

的毛囊口角化过度引起的脂溢性脱发都属于病理性脱发。产后、更年期、口服避孕药等情况，在一定时期内会造成雌激素不足而脱发。贫血、营养不良、系统性红斑狼疮、干燥综合征等引起的头发稀疏脱落可能是疾病的症状表现之一。当然肿瘤患者化疗后脱发也是很正常的。

（5）其他原因：天气干燥，换季，以及年龄老化等也都是总掉头发的原因。

4. 中医如何看待脱发

中医认为，脱发最常见的有三种类型：

第一种，脾胃湿热。除了脱发外，一般还会伴有脸出油、头皮痒、大便干等症状。治疗脾虚湿热导致的脱发，可以使用一些清热健脾除湿的物品。饮食要以清淡为主，戒除烟酒，保持体内清爽。还可选择清热除湿的药食两用物品，如荷叶、苦瓜、冬瓜、丝瓜、芡实、薏米、茯苓、赤小豆等。

第二种，血热风燥。除了脱发外，还表现为头皮剧烈瘙痒，头屑多如雪花，抓之易脱，头发干燥无光泽，头顶部零散脱发；口干咽燥，尿黄；舌红苔微黄或干。往往是由于身体内部蕴热偏盛所致，血气方刚的青壮年比较多；或者因为性情急躁，心绪烦扰，心火内生等导致的。治疗宜清热凉血，祛风润燥，比如用马蹄、莲藕、桑葚、蜂蜜等。

第三种，肝肾不足。《黄帝内经》记载："女子七岁，肾气实，齿更发长……五七，阳明脉衰，面始焦，发始堕。丈夫五八，肾气衰，发落齿枯。"肾藏精，其华在发，肾气衰，发脱落，精血不足则发无生长之源。肝藏血，发为血之余。肝肾不足会引起头发花白、干枯、脱落，还往往伴有面色苍白、肢冷畏寒、头昏耳鸣、腰膝酸软、舌质淡红、舌苔少或无苔等症状。平常可以多吃一些黑豆、黑米、核桃、桑葚、枸杞等补肝肾的物品。

5. 脱发不是普通人才有的烦恼

满族人是非常爱惜头发的，晚年的慈禧太后掉发严重，不愿意多洗发，但是时间久了头发油腻有味道。御医们调动聪明才智，在元代的《御药院方》中找到"香发散"并制作出，专为慈禧干洗头用。

原方是：白芷 90 克，零陵香 30 克，檀香 18 克，辛夷、玫瑰花各 15 克，大黄、丹皮、甘草各 12 克，公丁香、山奈、苏合香油各 10 克，细辛 3 克。

制法和用法是先把药研成细末，用苏合香油拌合，晾干，再研细面，备用。

使用时将药粉掺匀于发上，后用齿特别密的梳子梳去。头发有油腻，不用水洗，将药掺上一梳就干净了，据记载，久用会使发落重生，至老不白，这当然有夸大邀功的成分。方子里面大多是芳香之品，芳香药富含挥发油，有刺激扩张毛细血管、改善头皮血液循环、促进毛发再生的效果。而白芷、细辛、辛夷还兼具祛风止痛、燥湿止痒的功效。丹皮、大黄能清热活血，又能加强全方抑菌杀菌的作用。各药配合，共同发挥洁发止痒、香发护发的效果。但是，让现代人用药粉，很多人不能接受，我们可以选用这个方子，熬成药汁来洗发，长期坚持可以香发生发固发。

在元代宫廷医家许国祯所写《御药院方》中，还记载了一个"长发滋荣散"。用焙干的生姜皮和人参各 30 克，混合研成细末，每次用新鲜的生姜切面蘸药末涂擦在头皮或落发的地方，隔天一次，有防止脱发、生发的作用。现代研究表明，生姜含有姜辣素、挥发油等成分，外用于脱发的头皮，对头皮有温和的刺激作用，可改善头皮血液循环，刺激表皮神经末梢，有助于毛发再生。人参含有皂苷、挥发油等，外用能使皮肤毛细血管充血，加强血液循环，增强细胞活力，促进毛发生长，防止毛发脆折。这个方法很多老人也会用在头发、眉毛稀少的孩子身上，效果也不错。这也是为什么有那么多含有生姜、人参的洗发水、护发素的原因。

6. 何首乌到底有没有毒？怎么用呢

相信很多朋友听过何首乌能乌发，但是分不清生熟随意使用，可能让你的肝脏遭殃。据药典记载，生何首乌能解毒消痈、润肠通便，用于痈疽、风疹瘙痒、肠燥便秘等，并不具备乌发的作用，而且含有一种蒽醌衍生物大黄酚，有一定的毒性，主要体现在肝损害和刺激胃肠道充血。所以用首乌来泡茶想要乌发，最后却引起肝损伤甚至死亡的案例基本是错用、滥用、超量用、长期用生何首乌造成的悲剧。

将生何首乌淋上黑豆水或者黄酒等进行专业炮制之后，就变成了能补肝肾、益精血、乌须发、强筋骨、化浊降脂的制何首乌，用于血虚肤色萎黄，眩晕耳鸣，须发早白，腰膝酸软，肢体麻木，崩漏带下，高脂血症等。制何首乌虽好，但"是药三分毒"，医生临床开方一般控制在每日 9 ～ 12 克。平常用来食疗当然不能超过这个剂量。比如用 9 克制何首乌加 2 个鸡蛋同煮，做成首乌鸡蛋汤，或者用 9 克制何首乌加 100 克乌鸡，以及适量大枣、桂圆一起煲汤，做成首乌乌鸡羹，都是不错的选择。泡茶的话，制何首乌用量每人每天不超过 6 克，如果要长期使用，还是建议要遵医嘱，不可盲目。

小金方：源自《饲鹤亭集方》的补肾桑葚膏

《饲鹤亭集方》是晚清医家凌奂命儿子凌绶曾编校成的，书里面收了 450 多个方子。其中，就有要推荐给大家的食疗小金方——补肾桑葚膏。

做法是用黑桑葚和黑大豆等量，一起加水煎煮浓缩熬成膏。每天

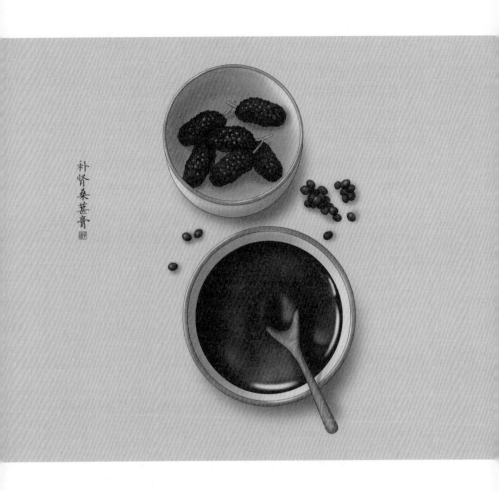

补肾桑葚膏

吃 9 ～ 12 克，空腹开水冲服即可。有大补腰肾，填精益气，和五脏，利关节，生津止渴，养血荣筋，聪耳明目，乌须黑发的作用。要熬制成膏，做法不难，但需要一定的耐性。桑葚和黑豆等量，就是分量一致，多就熬得久，少就熬得快。都是干品，如果用鲜桑葚，桑葚的量要加倍，就是桑葚和黑豆 2:1 来熬膏。

桑葚是桑树的成熟果实，营养十分丰富。中医认为"桑葚味甘性寒，可滋补肝肾、养血祛风、安神养心、延缓衰老"。现代科学进一步证明：桑葚能提高免疫功能，调节免疫平衡，促进造血细胞生长，能防癌抗突变，延缓衰老等。

桑葚不仅可以鲜食，还能制成桑葚酒，做成桑葚粥，甚至平常也有像葡萄干、枸杞干一样的桑葚干，常备一点作为零食直接吃，或者泡茶喝都可以。

黑豆：《本草纲目》记载黑豆有补肾养血、清热解毒、活血化瘀、乌发明目、延年益寿、美容养颜的功效，还列举了不少吃黑豆养生的例子，比如说"李守愚每晨水吞黑豆二七枚到老不衰""陶华以黑豆煮盐，常时食之，能补肾"等。关于黑豆的吃法也很多，醋泡黑豆、黑豆煎、黑豆甘草汤等。

醋泡黑豆很多朋友会咨询怎么做。今天就来分享下：

1. 把洗净晾干的黑豆放入炒锅中中火干炒。

2. 大约五六分钟就会闻到一股豆香味，并听到啪啪的声音，这是黑豆在爆皮，皮都爆开后，转小火再炒五分钟。

3. 放入容器中，在通风处晾凉。

4. 把晾凉的黑豆放入一个无水无油有盖子的容器内，倒入刚好没过豆子的醋，米醋、陈醋均可。

5. 等黑豆把醋都吸收了，就可以食用了，食用时也可以调上适量蜂蜜。一次不用多吃，10颗之内就可以了，但要坚持食用才能有补益肝肾、明目乌发的作用。

·小彩蛋：十指梳头·

一般说来，年轻人的头发乌黑油亮，而老年人往往白发苍苍。可是现在有很多年轻人头发也开始脱落变白了，这与压力大、肾精损耗有关系。

无论老少，预防脱发、白发都可以采用十指梳头的办法。关于梳头的好处，古籍中有明确记载。明朝《焦氏类林》中写道："冬至夜子时，梳头

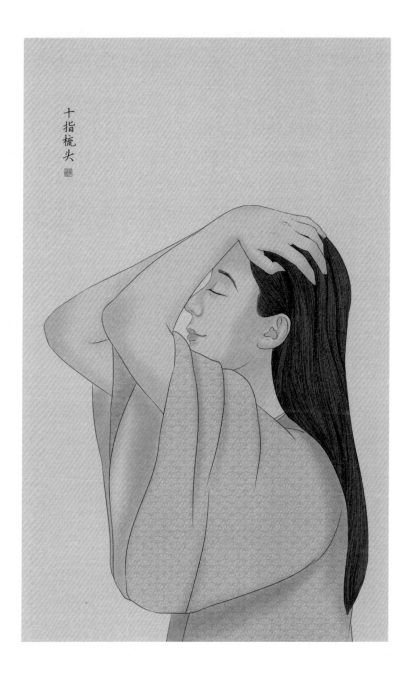

十指梳头

一千二百次，以赞阳气，经岁五脏流通。名为神仙洗头法。"《养生论》说："春三月，每朝梳头一二百下。"北宋大文学家苏东坡对梳头促进睡眠有深切体会，他说："梳头百余下，散发卧，熟寝至天明。"

为什么十指梳头能起到预防脱发、白发的作用呢？经络是气血运行的通道。只有经络通畅，气血才能顺利地运行到身体中的每一个部位，发挥濡养的功效。若是经络不通，气血的运行自然会相应地受到影响。保持经络的畅通就是保持我们身体的健康。人身体中的经络或直接汇集到头部，或间接作用于头部，人头顶"百会穴"就由此得名。因此通过梳头，可以疏通气血，起到滋养和坚固头发的功效。

十指梳头的方法很简单：松开十指，自然放松，手指不要太僵硬，以十指指肚着力，用中等稍强的力量，对头部进行梳理，可先从前往后梳。用力的大小以做完后头皮微感发热为度。梳理后，再用十指指肚均匀地揉搓整个头部的发根，从前到后，从左到右，要全部揉搓到。最后，挤压头皮，用适当的力量对头部进行按摩。手法要轻，用力要柔，忌用猛力，以免伤到头皮。

那些靠谱和不靠谱的偏方

火眼四步辨别民间偏方可信不可信

1. 中医身边有两派人，考察考验派和献计献方派

多年前，我还在上大学的时候，一放假回家，我的亲戚朋友就自然而然地分成了两派，第一派"考察考验派"，二话不说，手腕一伸，把个脉，看看我有什么毛病，根本不管望闻问切那一套，搞得我诚惶诚恐，唯恐学艺不精坏了中医的名声。第二派"献计献方派"，不知道从哪里倒腾来的各种祖传秘方、神验仙方，手里一塞，语重心长，这辈子靠这个方子你大概也能糊口了，完全无视我的分析和抗议，搞得我战战兢兢，唯恐打击伤害了这番诚挚的心意。

后来我读完研究生留在中医科学院医史所工作，因为这个所是做医史文献研究的，还有个民间医药研究室，我又担任中医养生保健技术分会的秘书长，所以在工作中遇到了不少来献方的民间医生，但可惜大部分说不出子丑寅卯。当然在临床上拿着秘方咨询的患者也数不胜数。

如果这些是因为我的职业特点，大家都没有遇到过，那么朋友圈的各种养生绝招都领略过吧，尤其是你妈转给你的那一条一条又一条，满满的母爱啊。

我们来聊一下那些靠谱和不靠谱的小偏方，并教给你用火眼四步

辨别民间偏方可信不可信。

2.偏方不可靠，轻信小心要命

很多中老年朋友喜欢在朋友圈和各种群转发，或者义务宣传一些偏方、秘方、验方，你点赞了吗，对此持什么态度呢？我要说的是"偏方不可靠，轻信小心要命"！

第一，偏方来源不明确。

很多都是民间流传下来的。在传抄的过程中，药方错个字，抄串行或者把制品抄成生品，都是有可能的。比如补肾填精的制何首乌不小心传成有毒的生何首乌，就会造成比较严重的后果。2016年有一条新闻，一名男硕士4个月服6斤生何首乌治脱发却致药物性肝衰竭送命，这个新闻很令人痛心，也反映出几个问题，一是不分生熟想当然地随意使用，二是不问医生短时间内大量服用，这种案例让"中医黑"兴奋地觉得抓住了中医药的小辫子，但这是中医药之错吗？只能说是中医药之殇，被错误地传播和使用。

第二，就是偏方所用的中药安全性也堪忧。有些偏方用的是药食两用的药材还好一些，吃不好也不会吃出大问题。但有的偏方中有毒性较大或药性较猛的药材，就比较危险了，况且一些"祖传"偏方就是一包药粉、一瓶药丸，压根不知道是什么，如果盲目服用，一是不知道其是否有毒，是否对证，二是中毒了很难找到相应的解毒方法。

3.哪些偏方是不能信的呢？火眼四步法教你鉴别靠谱偏方

第一步：没有任何来源的偏方，绝对不能吃。神神秘秘地塞给你一包神药，说不清楚来路，能吃吗？不要病急乱投医。

第二步：医学再进步，也有暂时无法跨越的鸿沟和解决的问题，那些标明"治愈高血压、糖尿病、肿瘤"等疾病的偏方，那些打着

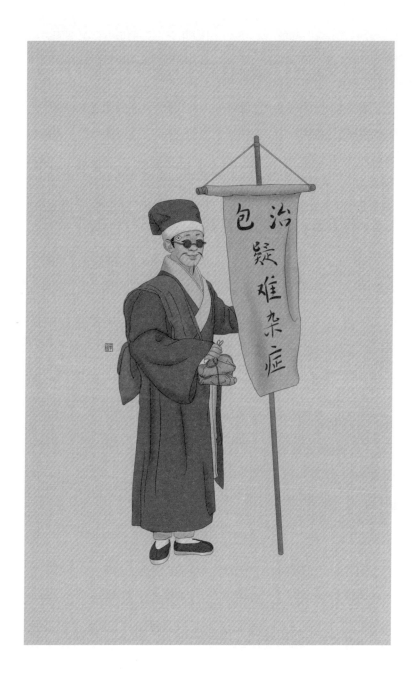

"专治不孕不育"和能"乙肝大、小三阳转阴"的偏方，怎么不去申请诺贝尔奖呢？而且偷换了概念，部分中药确实可以缓解西医疾病的"不适症状"，但中医理论讲求辨证与辨病相结合，异病同治、同病异治，就是说同一个疾病因为病因不一样，治疗方式可能大相径庭，不同的疾病因为病因一样，治疗方式可能一样，并非完全参照西医病名来给同样的治疗方案。如果这么说有点抽象的话，我举个例子，我当年读书时，曾经跟着老师出诊，有个女患者月经淋漓不净，还有个男患者是胃下垂，结果开了几乎一样的方子，到了取药处，两人遇到了，一看同一个医生，再一看几乎一样的方子，急了，这大夫水平不行啊，就会一个方子？没取药就一起找回来了，老师说你们回去放心吃，虽然性别不同，疾病不同，症状不同，但是都是因为气虚导致的，用补气的方子都能治好。反之是同样的道理，一样的疾病，比如都是便秘、感冒、月经不调，大夫开出的方子可以说千人千方，就是因为病因不一样，这叫"同病异治"，也叫"辨证论治"。

所以，某个"偏方"也许碰巧有人用了得到缓解，但是"他之蜜糖，我之砒霜"，万一南辕北辙，就得不偿失，需慎重慎重再慎重！

在西方也是一样，瑜伽治疗、顺势疗法、自然疗法、印度医学……现代医学宣布治不好的病，病人只要愿意继续治病，简直有一千个备选方案。反正这个时候病人自己也怀着"死马当活马医"的心态，治不好没有责任，撞上一个治好的，偏方就成了验方，骗子就成了神医。

第三步：含有毒性和烈性药物的偏方不可轻易尝试。比如朱砂、雄黄、罂粟、大黄、附子、水蛭、细辛、肉桂、川乌、人参等。没错！人参也不可以滥用。当然现在养殖的一些人参就像小萝卜，没有那么大劲儿了。但是，在临床也经常会接诊到因服用人参进补不当，致使身体不适的患者。服用人参过量、过久，会引起"人参滥用综合征"，临床表现为兴奋失眠、血压升高、皮肤红疹、烦热焦躁，甚至兴奋、不安定和激动。有的人对人参比较敏感，服用较大剂量会出现急性中毒症状，主要表现为出血，多为胃肠道及脑出血。所以，用人参时要注意方法，适量服用，切勿胡乱进补，造成身体不适的负担。据记载，乾隆皇帝天天服用人参，而且他服用的都是野山参，劲非常大，可是乾隆为什么不上火呢？因为他在服用人参的时候，还配了其他的药物，麦冬和五味子。这三味药合在一起，便是著名的生脉饮（人参一钱，麦冬三钱，五味子一钱）。人参补气，性燥，吃了容易上火，麦冬是滋阴生津的，正好能平衡人参的火气，五味子有酸收的特性，加入五味子，就等于补气又补阴了。这也是之前课程上推荐的小金方生脉饮。前几日有个编导找我，小姑娘20多岁，没说几句话就气喘吁吁，工作压力大，耗气伤神，我给她推荐的就是这个生脉饮代茶饮，喝了几天告诉我特别好，提神并精力变好，说话也有底气了，疲劳感也减轻了。

第四步：含有一些奇珍异草的方子，如龙肉、老虎须、成对的蟋蟀等。你找得到吗？你信了吗？中医就是这样像鲁迅先生形容的一样被扣上"有意无意的骗子"的帽子的。

有病切莫乱投医！偏方不可全信，起码找个中医大夫给看看，免得酿成大祸！

4. 吃什么补什么吗

在偏方中，有一大类，是大家经常听到和关心的，就是关于"吃什么补什么"的讨论。

吃什么补什么，中医专业术语叫"以脏补脏"。这样的例子，可以说不胜枚举。腰酸背痛，吃个羊腰子或猪腰子补肾；脚膝无力，吃虎骨酒或者炖牛筋；胃不好，炖个猪肚；糖尿病，煮个猪的胰脏；睡眠不好，心神不养，黄花菜炒猪心；嗓子不好，那就吃"曲项向天歌"的鹅血；食欲不好不消化，吃鸡内金。

皮肤干燥，吃点猪皮或驴皮胶；眼睛不好，吃鹰眼睛或萤火虫；天天脸红脖子粗肝火上炎的，那吃一些沉入水底的贝壳；身体热毒重或有胆囊疾病的，那就吃生命体内最苦寒的天然消毒杀菌剂，如蛇胆、猪胆、牛黄、马宝；交配和繁殖能力弱，吃蚕蛾；男性雄风不振阳痿，吃狗的睾丸；精子不足，那就吃鱼白；女性月经量少不孕，吃林蛙的卵巢及输卵管……那么，吃什么真的能补什么吗？

这句话不能说全错或全对，必须理性地分析，看你怎么理解。

首先，在现代制药工业的产品中，已经有数百种生化用品是以动物脏器为原料制成的，如用动物的肝、肺、胃、脑、胰腺、软骨、胎盘等制成的肝精、肝宁、息喘平、胃膜素、胃蛋白酶、催产素、促皮质素、胰岛素、软骨素、胎盘球蛋白等等。这也从另一个层面证明"以脏补脏""以脏治脏"养生之道是科学的。

其次，不要把补什么等同于治什么。以脏补脏当然是补虚损，但是很多内脏的病不见得就是虚损。比如腰痛有很多原因，你急性腰扭伤或者肾结石腰痛，吃羊肾、猪腰肯定没有用，吃一百个也不见得有什么作用，只有肾虚精亏的腰痛，吃羊肾才有辅助作用。睡眠不好，同样有许多原因，心火、痰浊等都可以引起，只有心血虚的失眠，猪心炒黄花菜才有一定的作用。

还有一些现代研究证实的，可以说是大自然给我们的馈赠和暗示。

（1）切开的胡萝卜就像人的眼睛，有瞳孔、虹膜以及放射的线条。科学研究表明，大量的胡萝卜素能促进人体血液流向眼部，保护视力，让眼睛更明亮。

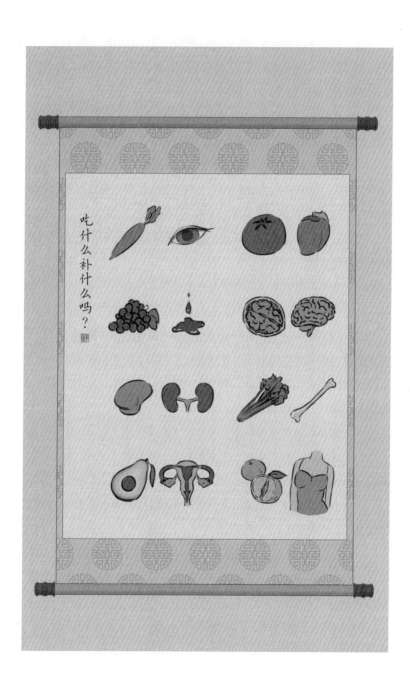

（2）番茄有四个腔室，并且是红色的，这与我们的心脏一样。实验证实，番茄富含番茄红素，高胆固醇患者想降低心脏病和中风危险，不妨多吃点。

（3）悬挂的一串葡萄具有心脏的形状，而每一颗葡萄就像红细胞。葡萄汁中含有丰富的多元酚类，能帮助身体防治心血管疾病。

（4）核桃就像一个微型的大脑，有左半脑、右半脑、上部大脑和下部小脑，甚至其褶皱或折叠都像大脑皮层。目前人类已经知道，核桃含有 36 种以上的神经传递素，可以帮助开发脑功能。

（5）蚕豆等豆类的形状看起来很像人的肾脏，它们也的确可以帮助维持肾脏功能。

（6）芹菜等很多根茎类蔬菜看起来就像人的骨头，而它们确实能强化骨质。人的骨头中含有 23% 的钠，而这些食物也含有 23% 的钠。

（7）鳄梨是各种梨中长得最像子宫的，能够保护女性的子宫和子宫颈健康。研究表明，女性每星期吃一个鳄梨，能平衡雌激素、减掉分娩产生的多余体重，预防宫颈癌。奇妙的是，鳄梨从开花到成熟结果的生长期，也恰恰是 9 个月。

（8）无花果就像男人的睾丸一样，无花果充满了籽，而且它们生长时也是成对的。研究表明，无花果可增强男性精子活力，增加精子的数量，治疗男性的不育症。

（9）甘薯看起来像胰腺，事实上，它确实能平衡糖尿病患者的血糖指数。

（10）女性的卵巢仅有橄榄般的大小，但却是肿瘤最易发生的器官，并且肿瘤的种类也最多，有 30 多种。多吃橄榄有助于卵巢健康，预防各种卵巢肿瘤。

（11）橘子、柚子和其他的柑橘类水果，看上去像女性的乳腺。事实上，它们有助于乳房的健康和淋巴液进出乳房。橘子的抗氧化剂含量在所有水果中排名靠前，含 170 多种不同的植物化学成分。食用时，橘络不要扔掉，可缓解乳腺增生的症状。

（12）洋葱的纹路看上去像人体细胞。研究表明，它能清除身体细胞里的垃圾物质和有危害性的游离基。

这都是大自然赐予人类的礼物，爱护环境就是在保护自己，很神奇！

最好的补品不在药店、不在商场，而在厨房里。